Monthly Book

Medical Rehabilitation

って………

我が国は超高齢社会を迎え，2013 年には 4 人に 1 人が 65 歳以上であり，2035 年には 3 人に 1 人になると予測されている．高齢化の進行とともに，大腿骨近位部骨折患者数は年々増え続けており，大腿骨頚部/転子部骨折診療ガイドライン 2021 によると，2012 年には 1 年間に約 19 万人の患者が発生していたが，2020 年には 24 万人，2030 年には 29 万人，2040 年には 32 万人に達すると推計されている．

大腿骨近位部骨折は ADL/QOL を急激に低下させ，ひいては生命予後まで悪化させる疾患と言われているため，治療者はこのことを常に念頭に置いて治療にあたる必要がある．

近年，大腿骨近位部骨折に対する治療では，合併症の予防，生存率や入院期間の観点からも，受傷後できるだけ早期に手術を行うことが推奨されている．2022 年 4 月の診療報酬改定では大腿骨近位部骨折受傷後 72 時間以内に手術を行った場合に緊急整復固定加算が算定できるようになり，保険制度上も早期治療を勧める動きとなった．それとともに，大腿骨近位部骨折患者に対するリハビリテーション介入も，術前・術後に可及的早期に開始し，筋力低下の予防，日常生活能力の維持，栄養状態の維持，合併症を予防することが大切である．そのためには多職種が多角的に介入することが必要である．

現在，二次骨折予防にもスポットが当たるようになっており，二次骨折予防継続管理料も 2022 年 4 月に新設され，職種連携が重要視されてきている．

本特集では，大腿骨近位部骨折の研究・治療に関わっていらっしゃる各分野の専門家に，それぞれの立場から解説いただいた．企画のテーマである『ここまでやろう！』に沿って，できるだけ広い分野の先生方にお願いした．本書が安全で質の高いリハビリテーション診療を提供するための一助となれば幸いである．

2023 年 11 月
尾﨑まり

Key Words Index

和　文

欧　文

Writers File

ライターズファイル（50 音順）

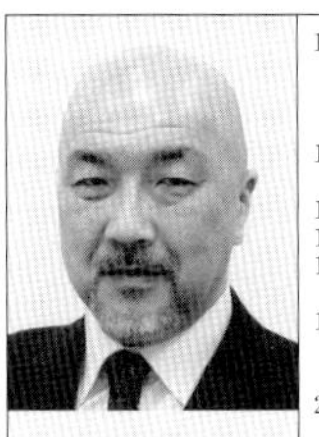

池田　聡（いけだ さとし）

1989 年　産業医科大学医学部卒業
　同大学整形外科入局
　同大学病院整形外科
1991 年　新小倉病院整形外科
　九州労災病院整形外科
1992 年　神戸労災病院整形外科
1993 年　山陰労災病院整形外科
1995 年　マツダ(株)人事部健康管理センター，産業医
1997 年　産業医科大学大学院医学研究科障害機構系専攻入学
2001 年　博士(医学)の学位取得
　健愛記念病院整形外科
　産業医科大学整形外科，助手
2003 年　健愛記念病院整形外科，部長
2010 年　同病院，副院長

萩野　浩（はぎの ひろし）

1982 年　鳥取大学卒業
1988 年　同大学整形外科，助手
1991 年　クレイトン大学骨粗鬆症センター留学
1992 年　鳥取大学整形外科，講師
2002 年　同大学医学部附属病院リハビリテーション部，助教授(副部長)
2008 年　同大学医学部保健学科，教授(附属病院リハビリテーション部長併任)
2023 年　山陰労災病院リハビリテーション科(副院長)

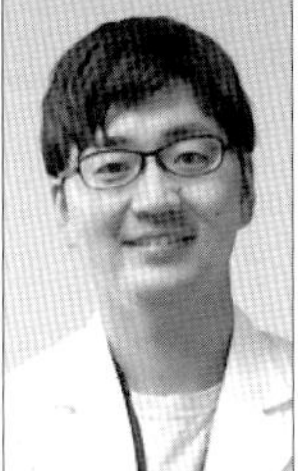

山口圭太（やまぐち けいた）

2015 年　鹿児島大学医学部卒業
　長崎大学病院，初期研修医
2017 年　同大学病院整形外科入局
2018 年　済生会長崎病院整形外科
2019 年　島原病院整形外科
2021 年　国立病院機構長崎医療センター，医員

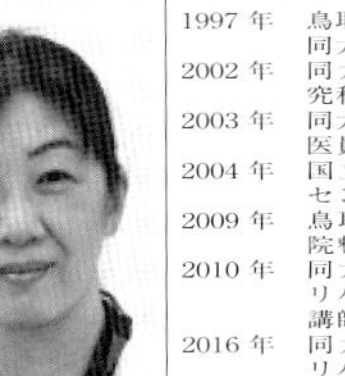

尾﨑まり（おさき まり）

1997 年　鳥取大学卒業
　同大学整形外科入局
2002 年　同大学大学院医学系研究科博士課程修了
2003 年　同大学医学部附属病院，医員
2004 年　国立病院機構米子医療センター整形外科
2009 年　鳥取大学医学部附属病院整形外科，助教
2010 年　同大学医学部附属病院リハビリテーション部，講師・副部長
2016 年　同大学医学部附属病院リハビリテーション部，准教授
2020 年　同大学医学部附属病院リハビリテーション科，科長
2023 年　同大学医学部附属病院リハビリテーション部，部長

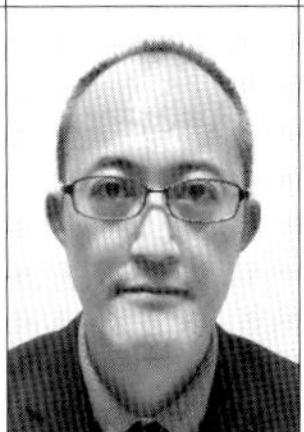

藤本憲正（ふじもと のりまさ）

1996 年　川崎医療福祉大学卒業
　益田地域医療センター医師会病院リハビリテーション科
2004 年　社会医療法人全仁会倉敷平成病院リハビリテーション部言語聴覚科
2016 年　岡山県立大学大学院保健福祉学研究科博士後期課程修了
2023 年　社会医療法人全仁会倉敷平成病院リハビリテーション部言語聴覚科，課長

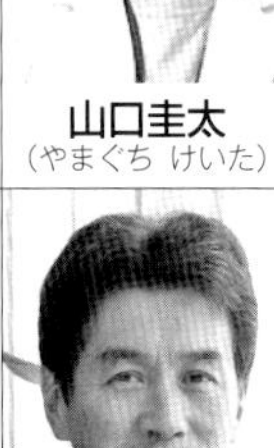

山本智章（やまもと のりあき）

1985 年　新潟大学卒業
　同大学整形外科入局
1992～94 年　米国ユタ大学留学(骨代謝研究室)
1995 年　信楽園病院整形外科，部長
2001 年　新潟リハビリテーション病院整形外科，部長
　新潟骨の科学研究所，所長
2009 年　新潟リハビリテーション病院，院長

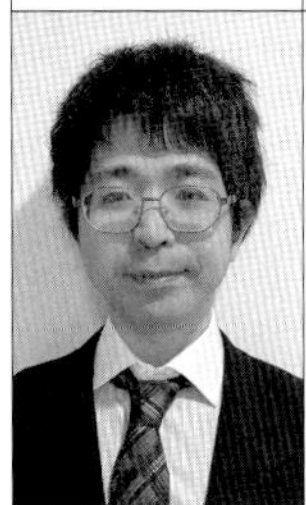

徳永貴久（とくなが たかひさ）

2013 年　富山大学卒業
2017 年　帝京大学リハビリテーション科入局
2023 年　帝京大学医学部付属病院リハビリテーション部，副部長

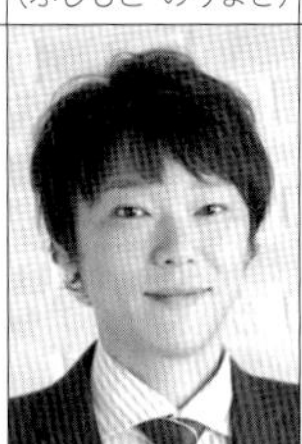

松本浩実（まつもと ひろみ）

1997 年　佛教大学教育学部卒業
2003 年　同愛会博愛病院リハビリテーション科，理学療法士
2012 年　鳥取大学大学院医学系研究科保健学専攻博士後期課程修了
2013 年　同大学医学部附属病院リハビリテーション部，理学療法士
2018 年　川崎医療福祉大学リハビリテーション学科(現，理学療法学科)，講師

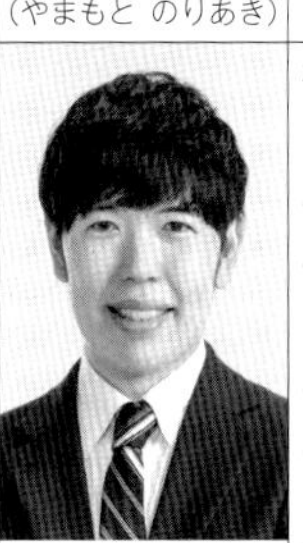

吉田　優（よしだ ゆう）

2008 年　神奈川歯科大学歯学部歯学科卒業
　同大学附属病院研修歯科医師
2011 年　鳥取大学医学部附属病院歯科口腔外科，医員
2016 年　同大学大学院医学系研究科博士課程修了
　公立八鹿病院歯科口腔外科，医長
2017 年　鳥取大学医学部附属病院歯科口腔外科，医員
2018 年　松江赤十字病院歯科口腔外科
2020 年　同，副部長
2022 年　独立行政法人国立病院機構米子医療センター歯科口腔外科，医長

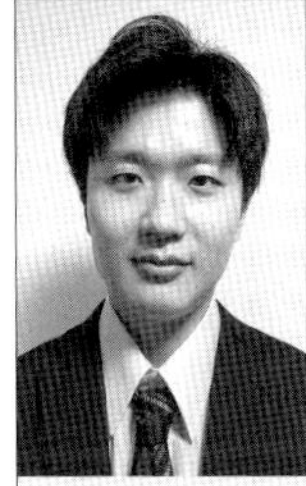

中河真吾（なかがわ しんご）

2016 年　YMCA 米子医療福祉専門学校卒業
　社会医療法人同愛会博愛病院リハビリテーション部入職
2020 年　鳥取大学医学部医科学専攻科入学
2022 年　同大学大学院修士課程修了

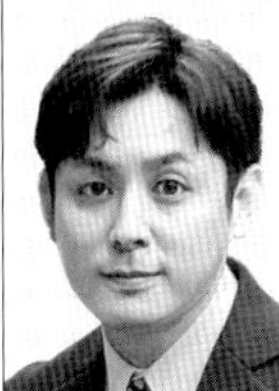

森　亮太（もり りょうた）

2013 年　姫路獨協大学医療保健学部作業療法学科卒業
2013 年　社会医療法人蒼生会蒼生病院入職
2016 年　社会医療法人同愛会博愛病院入職

Contents

ここまでやろう！
大腿骨近位部骨折の包括的リハビリテーションアプローチ

編集／鳥取大学准教授　尾﨑まり

Monthly Book
MEDICAL REHABILITATION No. 295/2023.12

目次

編集主幹／宮野佐年　水間正澄

Monthly Book
MEDICAL REHABILITATION
2023年10月増大号

No.293

新刊

リハビリテーション医療の現場で役立つくすりの知識

編集 倉田なおみ（昭和大学薬学部客員教授）

定価 4,400 円（本体 4,000 円＋税） B5 判 182 ページ

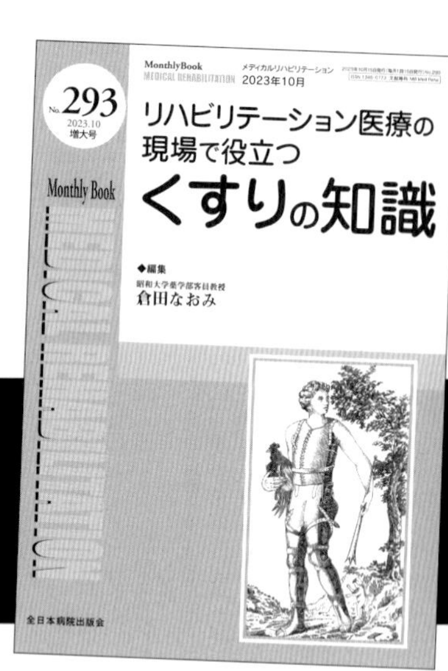

リハビリテーション医療の現場で見過ごせない「くすり」の影響や作用機序、服薬の問題点と対応策など、明日から役に立つ知識をエキスパートが詳細に解説！

contents

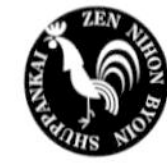
全日本病院出版会 〒113-0033 東京都文京区本郷 3-16-4 Tel:03-5689-5989
www.zenniti.com Fax:03-5689-8030

MB Med Reha **No.295**：**1-8**, 2023

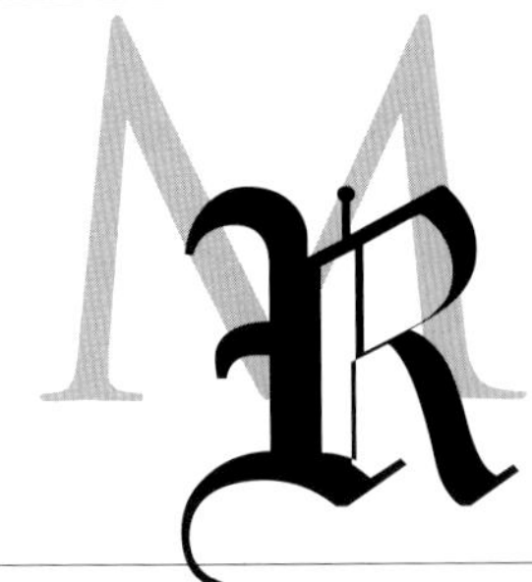

特集／ここまでやろう！大腿骨近位部骨折の
包括的リハビリテーションアプローチ

大腿骨近位部骨折の疫学と骨折治療後の予後
―歩行獲得状態と生命予後について―

萩野　浩*

Abstract　我が国の大腿骨近位部骨折の発生率は女性では2010年以降上昇が見られないが，男性では上昇が続いている．術前平均入院期間は経年的に短縮し，2021年は3.65日(中央値2日)であったが，海外からの報告に比べて長期間を要している．大腿骨近位部骨折後の移動能力低下には年齢，受傷前の歩行能力，認知症の程度が影響を及ぼす．生命予後が悪化する因子として，高齢，男性，骨粗鬆症，術前の状態不良，内科合併症，骨折前の移動能力が低いこと，認知症の合併が挙げられる．術前入院期間と死亡率との関連性については，明確な結論が出ていないものの，早期手術は様々な周術期合併症のリスクを低減し，入院期間を短縮することが多くの研究で一致している．多職種連携治療と整形老年科医の周術期管理への参加により，入院中の合併症や有害事象が減少する．

Key words　術前入院期間(preoperative hospital stay)，発生率(incidence of hip fracture)，ベストプラクティスタリフ(Best Practice Tariffs)，骨卒中(bone attack)，整形老年科医(orthogeriatrician)

はじめに

大腿骨近位部骨折は「骨卒中」である．「骨卒中」とは高齢者に発生した大腿骨近位部骨折や椎体骨折を指す造語で，若年者に生じた骨折とは異なり，これらの骨折が移動能力をはじめとした身体機能の低下をきたすとともに，死亡率も高めることから，その予防の重要性を啓発するために用いられている．

大腿骨近位部骨折の発生率は国や地域によって異なり，日本人の発生率は欧米白人より低く，骨折例の生命予後も差を認める．また，大腿骨近位部骨折の手術治療法は確立してきているが，周術期治療にはいくつかの課題がある．

本稿では大腿骨近位部骨折の発生率とその経年的推移について解説する．また，歩行能力低下や生命予後悪化と，それらに関連する要因について，これまでの研究結果を紹介する．

大腿骨近位部骨折の疫学

1．発生数と発生率は注意が必要

大腿骨近位部骨折は入院加療が必要で，把握が容易であることから，各国でその疫学調査が以前より実施されてきた．骨粗鬆症の有病率は診断基準によって異なるため，国や地域ごとの比較が困難である．そこで本骨折発生率が骨粗鬆症の指標となるため，地域や人種での違いや経年的推移が検討されている．

大腿骨近位部骨折の発生数，発生率を検討する際に注意しなければならない点として，性別や年齢によって本骨折のリスクが大きく異なることが挙げられる．単純な発生数や広い年齢域での発生率は，対象人口における女性や高齢者の割合に大きく影響を受けるため，比較できない．比較する

* Hiroshi HAGINO，〒683-8605　鳥取県米子市皆生新田1-8-1　山陰労災病院，副院長／同院リハビリテーション科

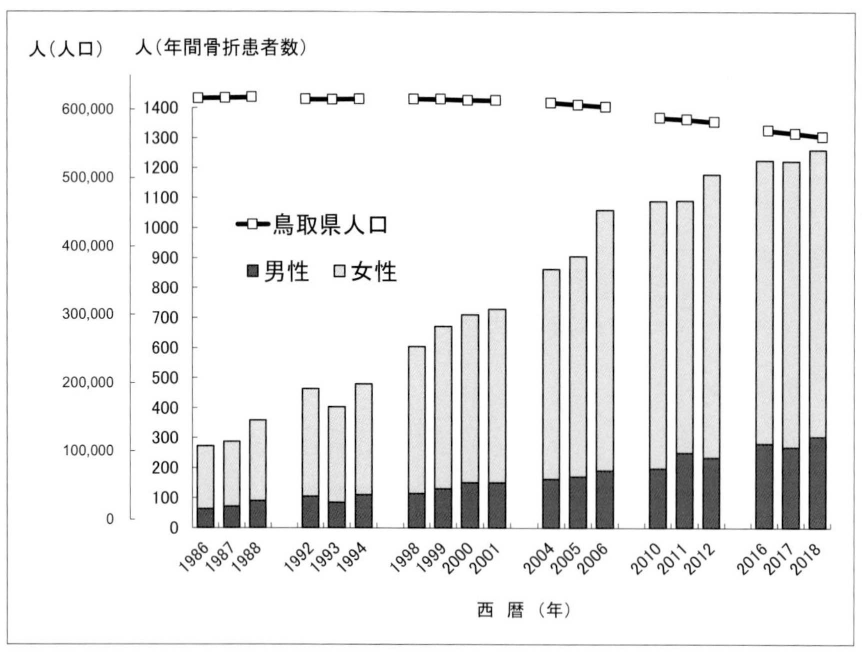

図 1. 鳥取県での大腿骨近位部骨折発生の全数調査結果
1986 年には年間 300 例に満たなかった発生数は，経年的に増加を認め，2018 年には 1,260 例に達した.

ためには性・年齢階級別発生率を算出し，それに基づいて基準となる人口構成での発生数を算出する[1].

2．性・年齢階級別発生率

1）国内での発生率

図 1 に鳥取県での大腿骨近位部骨折発生の全数調査結果を示す[2]. 1986 年には年間 300 例に満たなかった発生数は，経年的に増加を認め，2018 年には 1,260 例に達した.

この間の性・年齢階級別発生率を**図 2** に示す[3]. 本骨折の発生率は 70 歳未満では低いが，70 歳台から加齢に伴って男女ともに指数関数的に上昇する．この性・年齢階級別発生率は国内の他の地域での調査結果とよく一致している[2)4)5)].

経年的な推移を検討すると，男性では 1986～1988 年の調査に比較して，2004～2006 年，2016～2018 年と年齢別発生率が上昇していた．これに対して，女性では 2004～2006 年の発生率が最も高く，2016～2018 年では低下を認めた．国内の他の調査結果でも，2010 年以降の発生率上昇は見られていない[3]. 男性および超高齢者ではなお発生率が上昇しているとの報告もある[6].

性・年齢階級別発生率と，発表されている我が国の将来人口推計を基に計算すると，2020 年に約 22 万例の大腿骨近位部骨折が発生したと推計される(**図 3**)[3]. 年齢階級別発生率が現在のままであれば，今後 20 年間で約 1.3 倍に増加すると予想される．今後は超高齢者の骨折発生数が増加するため，その対応が喫緊の課題である.

2）海外での発生率

スウェーデンやフィンランドなどの北欧の白人では，アジア人と比較して大腿骨近位部骨折発生率が高値であることが以前からよく知られている[7]. 一方，ハワイで生活する白人の本骨折発生率は日本人とほぼ同じで，北米や北欧白人における発生率の 1/3～1/2 である[8]. またトルコやアルゼンチンといった国での調査結果はアジアでの発生率に比較して高値である[9].

経年的な発生率推移について，欧州や豪州では 2000 年以降に発生率の低下が観察されている[10]. このような経年的な発生率低下には多因子が関与していると考えられ，全体の 40％程度が骨粗鬆症薬物治療の改善によって説明できるとされる[11]. 日本での本骨折発生率の上昇が 2010 年以降に観

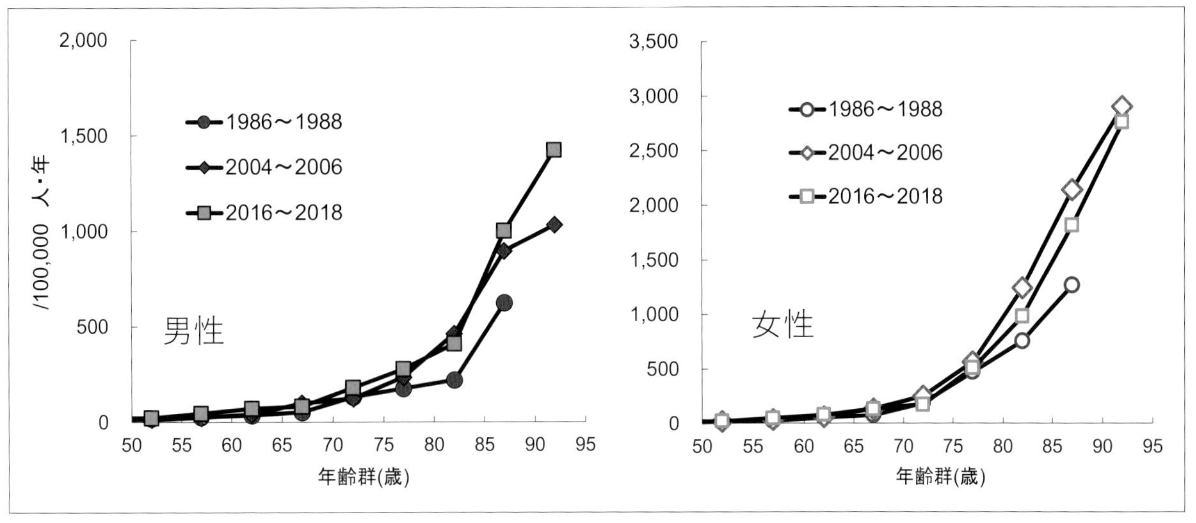

図 2. 大腿骨近位部骨折の性・年齢階級別発生率
70歳未満では低いが，70歳台から加齢に伴って男女ともに指数関数的に上昇する．男性では1986〜1988年の調査に比較して，2004〜2006年，2016〜2018年と年齢別発生率が上昇していた．これに対して，女性では2004〜2006年の発生率が最も高く，2016〜2018年では低下を認めた．

（文献3より引用）

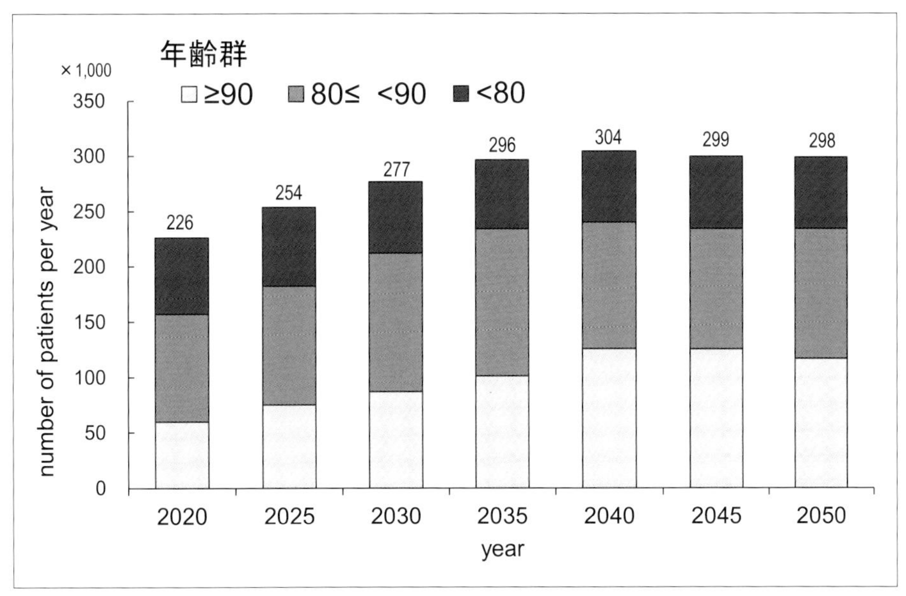

図 3. 50歳以上の大腿骨近位部骨折患者数の予測
2020年に約22万例の大腿骨近位部骨折が発生したと推計される．年齢階級別発生率が現在のままであれば，今後20年間で約1.3倍に増加すると予想される．

（文献3より引用）

察されなくなったことと，窒素含有ビスホスホネートであるアレンドロネートの導入が我が国は海外より7年遅いことを考え合わせると，骨粗鬆症治療の進歩が脆弱性骨折発生率の低減に寄与している可能性がある．

3．発生原因・場所・季節変動

受傷原因は立った高さからの転倒が80%を占め，高齢者ほどこの割合が高い[12]．受傷場所は屋内が70%以上を占める．屋内での受傷割合は経年的に上昇していて，骨折例の超高齢化に伴う変化

表 1. 大腿骨近位部骨折の治療
2009～2014年に国内で発生した483,052例の調査結果

	頚部骨折	転子部骨折	全　体
保存的治療	4.9%	4.3%	4.6%
観血的治療	95.1%	95.7%	95.4%
人工骨頭(関節)置換	67.3%	1.2%	33.0%
骨接合術	32.0%	97.9%	66.3%
不明	0.7%	0.9%	0.8%

(文献12より引用)

と推測される.

本骨折は10～3月が6～8月に比較して発生数が多く，これは国内外で同様である[12]．冬季に本骨折が多く発生する理由として，凍結や積雪による転倒が発生率を押し上げている可能性が考えられるが，本骨折が屋内で受傷することが多いことを考慮すると，それらの影響は小さいと考えられる．冬季は着衣が多く転倒しやすいこと，血中ビタミンDが冬季に低下し骨の脆弱化や筋力低下をきたす可能性，低温となると室内外の温度差のため血圧変動を生じ転倒頻度が増加することなどが論じられている[13]．

治療の現状

1．手術的治療患者の割合

大腿骨近位部骨折は全体の95.4%で観血的治療が実施されている(**表1**)[12]．頚部骨折の観血的治療の67.3%で人工骨頭あるいは人工関節置換が実施されている.

2．術前入院期間

国内の調査結果では大腿骨近位部骨折例の2021年における術前平均入院期間は3.65日(中央値2日)であった(日本整形外科学会会員専用サイト https://www.joa.or.jp/member/committee/osteoporosis/femur.html)．日本整形外科学会の調査が開始された2003年には平均5.6日であったので，近年では短縮傾向にあるものの，海外からの報告に比べて長期間を要している．日米で同時期に調査・比較した術前入院期間は日本で平均5.5日であったのに対して，米国では1.1日で，日米間で大きな差があった[14]．

大腿骨近位部骨折の予後

1．ADL・歩行能力

我が国で実施された大規模前向き研究では，大腿骨近位部骨折が歩行能力をはじめとするADL低下を惹起することが明らかとなっている．国内158施設で治療された大腿骨近位部骨折10,992例を対象とした大規模調査では，ADLが自立していた症例(介護保険主治医意見書分類でJおよびA)は骨折前に87%であったが，骨折後1年で50%に低下していた[15]．非自立症例(B, C)は骨折前に約12%であったが，骨折後1年で22%に倍増していた.

大腿骨近位部骨折651例(年齢65～102歳，平均82.5歳)の前向き調査結果[16]によれば，骨折前に屋外歩行あるいは屋内歩行が自立していた例のうちでは，1年後には屋外歩行あるいは屋内歩行が自立しているのは半数以下になっていた(**図4**)．またトイレ動作が可能であった例のうち骨折後は半分以下しか可能ではなかった.

大腿骨近位部骨折後の能力低下には種々の要因が影響を及ぼすが，なかでも年齢，受傷前の歩行能力，認知症の程度が影響を及ぼすことが，国内外の多くの研究で一致している(**表2**)[16)～18)]．

2．生命予後

大腿骨近位部骨折例の死亡率は，国内外で差を認める．我が国では本骨折例の1年以内の死亡率は10%前後，海外では10～30%と報告されている[19]．米国と日本での生存率を同時期に比較した研究結果によれば，日本では大腿骨近位部骨折1年後の生存率が80%以上であるのに対して，米国では70%未満と明らかな違いがあった[20]．この理由は明らかではないが，大腿骨近位部骨折患者の

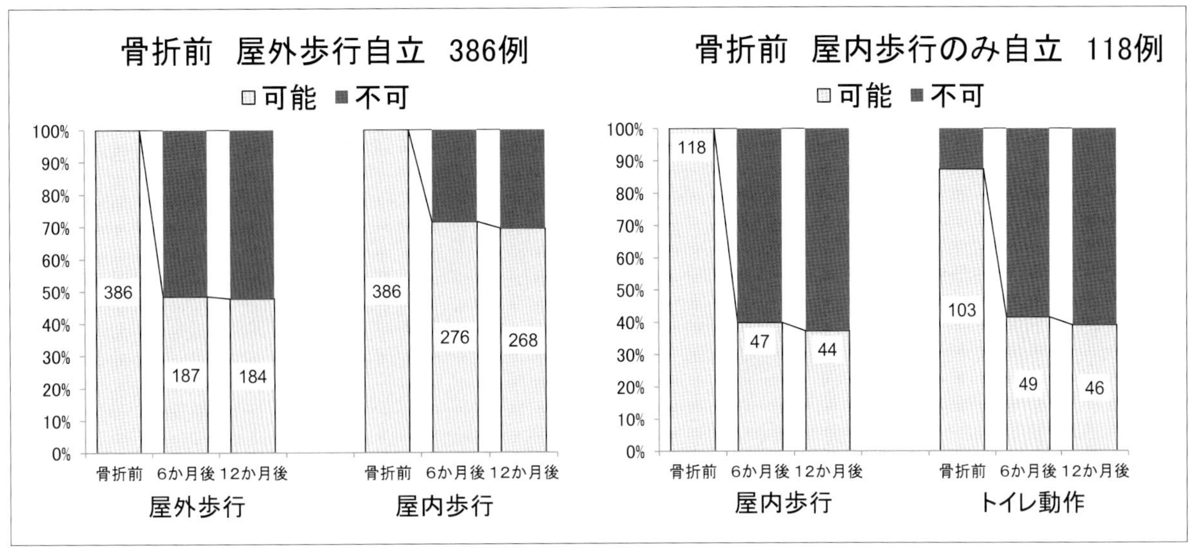

図 4. 大腿骨近位部骨折後の ADL 低下
骨折前に屋外歩行あるいは屋内歩行が自立していた例では，1 年後には屋外歩行あるいは屋内歩行が自立しているのは半数以下になっていた.

（文献 16 より引用・作図）

表 2. 地域在住の ADL 自立者の骨折手術後 12 か月での移動能力予測因子

因　子	良好な要因	相対リスク (95％信頼区間)	P
年齢	＜82 歳	1.92(1.12～3.30)	0.0173
住居(骨折前)	自宅	4.03(1.45～13.20)	0.0117
合併症			
片麻痺	なし	8.70(2.45～41.49)	0.0019
認知機能障害	なし	6.10(1.52～41.32)	0.0240
骨折前 ADL			
入浴	自立	4.93(2.12～12.60)	0.0004
入院時ヘモグロビン値	＞11.4 g/dℓ	2.38(1.39～4.09)	0.0018
退院時移動能力			
T 杖歩行	可能	3.25(1.69～6.37)	0.00055

（文献 16 より引用）

平均入院期間は日本で 34 日であったのに対して，米国では 5 日と大きな差があり[20]，入院期間が長いことが生命予後を良好にしている理由の 1 つの可能性がある[21].

これまでの調査結果では，生命予後が悪化する因子として，高齢，男性，骨粗鬆症，術前の状態不良(採血データを含む)，内科合併症(特に呼吸循環器系)，骨折前の移動能力が低いこと，認知症の合併が挙げられている[19].

3．術前入院期間の影響

大腿骨近位部骨折 1,849 例を対象に，早期(48 時間以内)に手術を行うことが 1 年後の生存率に与える影響を検討した結果では，頚部骨折では 48 時間以内に手術をした群と比べて，手術が遅れると死亡の危険率はハザード比が 1.87 倍有意に上昇した[22]．また大腿骨近位部骨折 6,638 例を対象に，救急部への到着から手術までの時間(6，12，18，24，36，48 時間)で分類し 30 日後の死亡率を比較した結果，12 時間で分けた場合に死亡率に有意な差を認めた[23]．手術の遅れが術後 30 日，60 日，12 か月の死亡率に有意に関連し，薬物と内科併存症による手術の遅れが 30 日間の死亡率を有意に悪化させたとの報告もある[24]．英国で2,541例のベストプラクティスタリフ(Best Practice Tariffs；BPT)に関する成績を検討した結果では，入院後36時間以内に手術を実施した例で生命予後がそれ以外の例に比較して有意に良好であった[25]．

このように術前入院期間と生命予後の有意な関連性を認める報告がある一方で，手術に支障のない患者について，術前入院期間が長いと入院期間が長くなるが，1年死亡率は差がないとする報告もある[26]．我が国での検討では，入院後2日以内に手術した群と入院後3～5日に手術した群の間では，入院日数，退院先，退院時歩行能再獲得率，1年生存率，生命予後，機能的予後，社会的予後に有意差を認めなかった[27]．日米で同時期に術前入院期間と生命予後を比較した研究では，術前入院期間と生命予後に関連は認めなかった[28]．

大腿骨近位部骨折例の生命予後には多因子が関連すると考えられ，術前入院期間と死亡率との関連性については，明確な結論が出ていない．しかしながら早期手術は様々な周術期合併症のリスクを低減し，入院期間を短縮することが多くの研究で一致している[29]．そこで，大腿骨頚部/転子部骨折診療ガイドライン2021ではできるだけ早期に手術を行うべきであることが推奨されている[19]．2022年4月の診療報酬改定で大腿骨近位部骨折に関わる「緊急整復固定加算」および「緊急挿入加算」が新設され，骨折後48時間以内の手術にインセンティブ(診療報酬加算)が付いたので，今後，我が国では術前待機期間の短縮が進むと期待されている．

4．多職種連携治療

大腿骨頚部/転子部骨折診療ガイドライン2021[19]作成に際し，入院中の多職種連携治療について，死亡率，合併症，歩行能力・ADL・QOLについてのシステマティックレビューが実施された．その死亡率はRCT 10編でメタ解析が実施され，多職種連携治療により死亡率は0.82倍に低減されたが，統計学的には有意ではなかった．合併症は多職種で介入することで低減することが報告されていて，歩行能力・ADL・QOL獲得に有用であるというエビデンスは多数存在した．したがって，多職種連携治療は死亡率には大きく影響しないが，合併症を予防する可能性がある．

5．整形老年科医の関与

英国で進められているBPTの基準では，手術を入院後36時間以内に実施する，整形老年科医と整形外科医とが協働して診療に当たる，2次性骨折予防対策を実施する，認知機能評価の実施が必須である[30]．老年科医(整形老年科医，orthogeriatrician)が参加する適切な多職種連携治療を実施した際にはインセンティブが与えられるようになっている[31]．周術期管理における整形老年科医の関与は手術後成績改善に寄与する重要な要因である[32]．大腿骨近位部骨折に対して手術を受けた65歳以上の患者において整形老年科医と整形外科医との協働治療介入の効果について調査した観察研究では，協働治療介入により30日死亡率が低下した[33]．124件の文献に基づいたシステマティックレビューの結果では，整形老年科医が周術期管理に関わることで，生存率や機能回復率の向上，感染症や老年症候群の発生など，入院中の合併症や有害事象が減少することが示されている[34]．

おわりに

都道府県から発表されている疾病分類別医療費によれば，後期高齢者入院費に占める骨折の費用は脳梗塞と並んで1位か2位に位置する[35]．また厚生労働省が発表した第四期医療費適正化計画(2024～2029年度)では，高齢者への医療・介護の効果的・効率的な提供を検討するうえで，2025年から2040年にかけて大腿骨骨折の入院患者数・手術件数は大幅な増加が見込まれると報告している(https://www.mhlw.go.jp/stf/seisakunitsuite/bunya/0000190705_00001.html)．リハビリテーション医療における大腿骨近位部骨折をはじめとする脆弱性骨折への対応は今後ますます重要になっていくものと思われる．

文　献

1) Lewinnek GE, et al：The significance and a comparative analysis of the epidemiology of hip fractures. *Clin Orthop Relat Res*,(152)：35-43, 1980.
2) Hagino H, et al：Recent trends in the incidence of hip fracture in Tottori Prefecture, Japan：changes over 32 years. *Arch Osteoporos*, **15**(1)：152, 2020.
3) Hagino H：Current and Future Burden of Hip and Vertebral Fractures in Asia. *Yonago Acta Med*, **64**(2)：147-154, 2021.
Summary　大腿骨近位部骨折発生率の経時的増加は，北欧および北米の白人では2000年以降消失したが，日本を含むアジア諸国では2010年まで増加が観察された．しかし，2010年以降は減少が観察された．
4) Takusari E, et al：Trends in Hip Fracture Incidence in Japan：Estimates Based on Nationwide Hip Fracture Surveys From 1992 to 2017. *JBMR Plus*, **5**(2)：e10428, 2020.
5) Imai N, et al：A decrease in the number and incidence of osteoporotic hip fractures among elderly individuals in Niigata, Japan, from 2010 to 2015. *J Bone Miner Metab*, **36**(5)：573-579, 2018.
6) Nozaki A, et al：Increased incidence among the very elderly in the 2020 Niigata Prefecture Osteoporotic Hip Fracture Study. *J Bone Miner Metab*, **41**：533-541, 2023.
7) Cauley JA, et al：Geographic and ethnic disparities in osteoporotic fractures. *Nat Rev Endocrinol*, **10**(6)：338-351, 2014.
Summary　大腿骨近位部骨折発生率の年齢標準化率の中央値は北米と欧州で最も高く，次いでアジア，中東，オセアニア，ラテンアメリカ，アフリカである．
8) Ross PD, et al：A comparison of hip fracture incidence among native Japanese, Japanese Americans, and American Caucasians. *Am J Epidemiol*, **133**(8)：801-809, 1991.
9) Hagino H：Fragility fracture prevention：review from a Japanese perspective. *Yonago Acta Med*, **55**(2)：21-28, 2012.
10) Amin S, et al：Trends in fracture incidence：a population-based study over 20 years. *J Bone Miner Res*, **29**(3)：581-589, 2014.
11) Cooper C, et al：Secular trends in the incidence of hip and other osteoporotic fractures. *Osteoporos Int*, **22**(5)：1277-1288, 2011.
12) Hagino H, et al：Survey of hip fractures in Japan：Recent trends in prevalence and treatment. *J Orthop Sci*, **22**(5)：909-914, 2017.
13) Solbakken SM, et al：Impact of comorbidity, age, and gender on seasonal variation in hip fracture incidence. A NOREPOS study. *Arch Osteoporos*, **9**：191, 2014.
14) Kondo A, et al：Comparison of care process and patient outcomes after hip-fracture surgery in acute-care hospitals in Japan and the United States. *Int J Orthop Trauma Nurs*, **16**：195-205, 2012.
15) Sakamoto K, et al：Report on the Japanese Orthopaedic Association's 3-year project observing hip fractures at fixed-point hospitals. *J Orthop Sci*, **11**(2)：127-134, 2006.
16) Fukui N, et al：Predictors for ambulatory ability and the change in ADL after hip fracture in patients with different levels of mobility before injury：a 1-year prospective cohort study. *J Orthop Trauma*, **26**(3)：163-171, 2012.
17) Kitamura S, et al：Functional outcome after hip fracture in Japan. *Clin Orthop Relat Res*,(348)：29-36, 1998.
18) Ganczak M, et al：Predictors of a Change and Correlation in Activities of Daily Living after Hip Fracture in Elderly Patients in a Community Hospital in Poland：A Six-Month Prospective Cohort Study. *Int J Environ Res Public Health*, **15**(1)：95, 2018.
19) 日本整形外科学会診療ガイドライン委員会，大腿骨頚部/転子部骨折診療ガイドライン策定委員会 編．大腿骨頚部/転子部骨折診療ガイドライン 2021 改訂第3版．南江堂，2021.
20) Kondo A, et al：Comparison of lengths of hospital stay after surgery and mortality in elderly hip fracture patients between Japan and the United States― the relationship between the lengths of hospital stay after surgery and mortality. *Disabil Rehabil*, **32**(10)：826-835, 2010.
21) Nordstrom P, et al：Length of hospital stay after hip fracture and short term risk of death after discharge：a total cohort study in Sweden. *BMJ*, **350**：h696, 2015.

22) Steinberg EL, et al：Early operative intervention is associated with better patient survival in patients with intracapsular femur fractures but not extracapsular fractures. *J Arthroplasty*, **29**(5)：1072-1075, 2014.

23) Bretherton CP, Parker MJ：Early surgery for patients with a fracture of the hip decreases 30-day mortality. *Bone Joint J*, **97**-B(1)：104-108, 2015.

24) Cha YH, et al：Effect of causes of surgical delay on early and late mortality in patients with proximal hip fracture. *Arch Orthop Trauma Surg*, **137**(5)：625-630, 2017.

25) Oakley B, et al：Does achieving the best practice tariff improve outcomes in hip fracture patients? An observational cohort study. *BMJ Open*, **7**(2)：e014190, 2017.

26) Siegmeth AW, et al：Delay to surgery prolongs hospital stay in patients with fractures of the proximal femur. *J Bone Joint Surg Br*, **87**(8)：1123-1126, 2005.

27) 市村和徳：高齢者大腿骨近位部骨折の手術時期と治療成績．中部整災誌，**49**：363-364，2006.

28) Kondo A, et al：The timing of hip fracture surgery and mortality within 1 year：a comparison between the United States and Japan. *Orthop Nurs*, **30**(1)：54-61, 2011.

29) Rai SK, et al：Does time of surgery and complication have any correlation in the management of hip fracture in elderly and can early surgery affect the outcome? *Eur J Orthop Surg Traumatol*, **28**(2)：277-282, 2018.

30) Griffiths A, et al：Evidence-based orthopaedic trauma care in the United Kingdom：Guidelines, registries, carrots and sticks. *Eur J Orthop Surg Traumatol*, **31**(5)：937-945, 2021.

31) Whitaker SR, et al：Does achieving the 'Best Practice Tariff' criteria for fractured neck of femur patients improve one year outcomes? *Injury*, **50**(7)：1358-1363, 2019.
Summary Best Practice Tariffs基準の達成は1年後の生存確率を30%増加させることが示された．

32) Neuburger J, et al：Increased orthogeriatrician involvement in hip fracture care and its impact on mortality in England. *Age Ageing*, **46**(2)：187-192, 2017.

33) Zeltzer J, et al：Orthogeriatric services associated with lower 30-day mortality for older patients who undergo surgery for hip fracture. *Med J Aust*, **201**(7)：409-411, 2014.

34) Tarazona-Santabalbina FJ, et al：Orthogeriatric Management：Improvements in Outcomes during Hospital Admission Due to Hip Fracture. *Int J Environ Res Public Health*, **18**(6)：3049, 2021.

35) 萩野　浩：脆弱性骨折予防の重要性．臨リウマチ，**30**(3)：141-144，2018.

MB Med Reha **No.295**：**10-18**, 2023

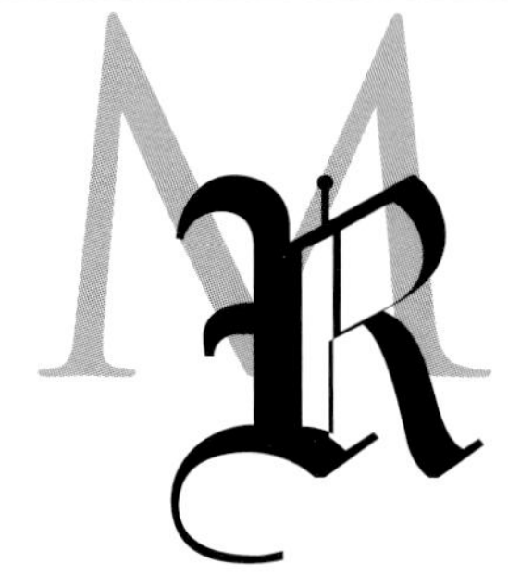

特集／ここまでやろう！大腿骨近位部骨折の包括的リハビリテーションアプローチ

大腿骨近位部骨折に対する待機(保存)治療の適応と予後
―手術以外に急性期病院ができるリハビリテーション治療の留意点―

山口圭太[*1]　宮本俊之[*2]

Abstract　大腿骨近位部骨折は，保存治療よりも手術治療が優先される．その理由としては，本骨折を起こすと，著しいADLの低下を招き，生命予後の悪化をもたらす．また，年間20万人を超える本骨折は，医療経済の面から考えても，本骨折患者が元の生活に戻れるようになることは重要であり，早期手術と早期リハビリテーションは必須事項であることは言うまでもない．しかし，内科的疾患が原因で手術不能な患者や手術が遅延する例もあり，手術遅延患者や保存治療を行った患者が，元のADLに戻ることはほぼ不可能である．急性期病院では，このような保存治療患者に対していかに除痛し早期リハビリテーションに介入して，回復期病院につなげていくかが重要である．

Key words　大腿骨近位部骨折(hip fracture)，リハビリテーション(rehabilitation)，高齢者総合的機能評価(comprehensive geriatric assessment)，腸骨筋膜下ブロック(fascia iliaca compartment block；FICB)

はじめに

大腿骨近位部骨折(大腿骨転子部骨折，大腿骨頚部骨折)は，受傷早期に手術治療を行うことが世界のゴールドスタンダードになっており，本邦でも2022年度から受傷48時間以内に手術治療を行うことに対して手術加算が保険収載され，手術に対する有意性が高いとの認識が高まっている．早期手術治療のメリットとして，死亡率の低下，合併症率の低下，入院期間の短縮が報告されている[1]．それだけでなく大腿骨近位部骨折患者に対する手術治療は，日常生活動作(activities of daily living；ADL)改善に伴う医療経済に対する効果も大きい．しかし，内科的合併症を伴う高齢者はしばしば手術が遅延したり少なからず手術不能例になることも起こり得る．当院では大腿骨近位部骨折は早期手術を推奨し実行している病院であるため保存治療の症例はほとんどない．そのため，本稿では入院してから3日以上経過しているものを含めて手術が行われていない患者を当院での保存治療とし，医師の視点から早期リハビリテーションを行ううえで，必要な介入と近年の大腿骨近位部骨折の保存治療に関する報告を交えながら解説する．

大腿骨近位部骨折の手術治療と予後

本邦における大腿骨近位部骨折は，2020年では約24万人，2040年には30万人を超えると予想されている．「大腿骨頚部／転子部骨折診療ガイドライン2021(改訂第3版)」によると，大腿骨近位部骨折は早期手術が推奨されている．早期手術が生命予後，健康寿命，歩行能力を改善させる[1]．

[*1] Keita YAMAGUCHI，〒856-8562 長崎県大村市久原2丁目1001-1　独立行政法人国立病院機構長崎医療センター整形外科，医員
[*2] Takashi MIYAMOTO，同，部長

大腿骨近位部骨折は特に海外では，生命予後の観点から高い死亡率が報告されている．また身体機能の観点からも，歩行機能への影響が大きいと考えられ，この骨折により要支援・要介護状態に陥る場合が多い[2]．本骨折は立った高さからの転倒など，軽微な外傷で起こることが多い．またその機能予後は，受傷前の歩行レベルに左右され，十分な歩行能力があった大腿骨近位部骨折患者は，適切な手術とリハビリテーションで骨折前の歩行能力を再獲得できると言われている[2]．日本における調査では，受傷1年以内での歩行レベルの自立が40％程度との報告がなされている[3]．

大腿骨近位部骨折の保存治療と予後

大腿骨近位部骨折に対する保存治療の論文は非常に少なく，本邦では2000年以降では，筆者が渉猟する範囲では，わずか10件であった．海外での報告でも手術治療と比べて非常に少ない．海外の論文の内，2020年に大腿骨近位部骨折の保存治療の予後に関するシステマティックレビュー[4]は，18件の研究が該当し，保存治療患者の内，2/3は医学的理由により，1/3は医学的理由以外で保存治療の選択となった．30日後，半年後，1年後の死亡率はそれぞれ，36％，46％，60％であった．患者の33％が合併症を発症し，受傷後の6か月の時点で，自立で動けたのはわずか9.6％であった．手術治療と違い，生命予後の観点からも身体機能の観点からも保存治療の方が治療成績は低いことがわかる．しかし，オランダにおいて，フレイルである施設入所者における大腿骨近位部骨折の保存治療と手術治療を調査したFRAIL-HIP研究[5]は，死生観の視点から患者と家族の満足度において保存治療は手術治療と同程度高く，このようなフレイルの患者集団においては手術治療が優先させることはないと報告している．本邦においては，保存治療が行われた大腿骨近位部骨折患者の生命予後は51.7～93.3％と報告されている[6)～9]．死亡率の低さは海外とは異なり，日本では長期入院が可能であるという医療システムの違いが影響していると考えられる．身体機能においては，歩行再獲得率は0～12％[6]であり著しく低い．しかし，この点においては，保存治療とリハビリテーションの質が影響していると考えられる．浜西[10]は，積極的保存治療を行うことで，頚部骨折の46％，転子部骨折の61％で，日常生活自立に近いレベルでの歩行再獲得が得られたと報告している．しかし，この治療成績は保存治療の対象が海外の報告とは違い，手術可能な心肺機能が高い患者で，なおかつ医療者側が積極的に保存治療に介入し，看護力のしっかりした病院のみで行える治療法だと述べられている．

当院での大腿骨近位部骨折の現状

当院では，2021年度は121例，2022年度は139例の大腿骨近位部骨折患者に対して，受傷48時間以内に手術した症例はそれぞれ67例，109例，受傷48時間以降に手術した症例は54例，29例(その内，3日以上待機した症例は2例)であった．2021年度は受傷48時間以内での手術は全体の55％に対して，2022年度は79％に向上している．2年間で保存治療となった症例は1例のみであった．当院は積極的に早期手術治療を推奨する病院であり，手術にて最大の除痛を早期に得られる．そのためできるだけ早期の手術を病院全体で取り組んでおり，救命医・総合診療科，診療看護師が介入し全身状態を管理しながら，早期手術を可能している．なお保存治療となった1例は，受傷後1か月経過して当院に来院し，疼痛なく座位保持可能であり，受傷前のADLと同等であったため保存治療の方針となった．

入院時評価の重要性

大腿骨近位部骨折患者に対して安全に手術治療・待機手術(保存治療)を行い，その後のリハビリテーションを行ううえで初回評価が最も重要である．評価項目を大別すると，1. 医療背景，2. 社会背景に区分できる．

ID: 00000000　患者氏名：テスト

患者情報用紙

この用紙は4枚あります。

長崎医療センターに入院された患者された患者さんとそのご家族へ

ご高齢の患者さんは、入院をきっかけに今までできていたことができなくなったりすることがあります。入院前の生活の状況を詳しく知ることで、入院中の医療・ケアに役立て、よりスムーズな転院・退院支援につながりますので、ご協力をお願いいたします。

患者さんのお名前：

令和　　年　　月　　日　　記載される方：

連絡先（キーパーソンになる方を一番目に記入してください）
可能な限り3名の連絡先をご記入ください。ご協力ありがとうございます。

氏名	続柄	電話番号	住所

1.　家族構成

氏名	続柄	年齢	同居の有無	居住地
			有・無	
			有・無	
			有・無	
			有・無	
			有・無	
			有・無	

かかりつけ医はどちらですか？：（　　　　　　　）
転院先のご希望はありますか？：（　　　　　　　）

1

図 1. 高齢者総合的機能評価(CGA)の評価表
カルテで取り込み多職種間で共有し連携する.

1．医療背景

大腿骨近位部骨折を受傷するのは高齢者が多く，様々な内科合併症を持つことが多い．高血圧，糖尿病，リウマチ疾患，内分泌代謝疾患，消化器疾患，認知症など多岐にわたる．家族や本人，かかりつけ医からの情報を確認し，全身状態を把握する．手術が即日可能かを判断し，必要があれば救急科と総合診療科に介入を依頼する．

2．社会背景

同じ大腿骨近位部骨折患者でも，生活機能障害

ID: 00000000　患者氏名：テスト

2. 介護保険などについて

- 身体障害者手帳をお持ちですか？（ あり ・ なし ）
  ・ありの場合（　　　　）級（　　　　）種
- 介護認定：なし/申請中/あり
  ・ありの場合（ 要支援1 ・ 要支援2 ・ 要介護1 ・ 要介護2 ・ 要介護3 ・ 要介護4 ・ 要介護5 ）
  ・居住事業者名：（ ______________ ）
  ・担当のケアマネージャー：（ ______________ ）
  ・利用している訪問介護ステーション：（ ______________ ）
  ・（自宅での生活の場合）主な介護者はどなたですか？（ ________________ ）
- 利用している社会サービス（何をどのくらいの頻度で受けていますか？）
  （例）デイサービスを3回/週
  （____）

3. 生活の状況についてお聞きします

- 生活している場所：ご自宅/施設（ ____________________ ）
  ① ご自宅の場合、ご自宅の環境についてお聞きします。
  - ■ 自宅形態　一戸建て（ ____ 階建て）、生活の中心の場（ ____ 階）
    マンション・アパート（ ____ 階）、エレベーター：（ あり ・ なし ）
  - ■ 自宅内に入るまで段差や坂などはありますか？：（ あり ・ なし ）
    その場所に手すりなどの設置などはありますか？：（ あり ・ なし ）
  - ■ 玄関に段差はありますか？：（ あり ・ なし ）
    その場所に手すりは設置していますか？：（ あり ・ なし ）
  - ■ 風呂・トイレ・廊下などに手すりは設置されていますか？：（ あり ・ なし ）
  - ■ トイレ（ 様式 ・ 和式 ・ ポータブルトイレ ）
  - ■ 寝具： 布団 ・ ベッド ・ 電動ベッド
- 過去の転倒について（今回の転倒以外で）
  ・過去に転倒したことはありますか？（ なし ・ あり ：1回のみ、2回以上）
  ・過去の転倒の際に、治療を必要とする怪我につながりましたか？（ はい ・ いいえ ）
- 睡眠状況（ 良好 ・ 不良 ）
  睡眠・安定剤の使用（ あり ・ なし ）　普段の睡眠時間（　：　　～　　：　）
  不良と答えた方へ
  どういった睡眠状況ですか？（ 寝つきが悪い ・ 朝早く目覚める ・ 夜中に何度も目覚める ）
- 視力や聴力について
  - ➢ 視力（ 良い ・ 悪い ）
    （ メガネ使用 ・ コンタクトレンズ使用 ・ 点字使用 ・ その他 [　　　　] ）
  - ➢ 聴力（ 良い ・ 悪い ）
    程度：大きな声で聞こえる ・ 補聴器使用（ 右 ・ 左 ）・ほとんど聞こえない ・ 聞こえない
    聞こえる側は（ 右耳 ・ 左耳 ・ 左右同程度 ）

2

図 1のつづき．高齢者総合的機能評価（CGA）の評価表

の程度や社会的背景は個人により大きく異なる．ただ治療を行うのみでは，高齢者１人１人に合った入院中・退院後を含めての生活支援は困難となってくる．これらの側面をその障害の程度も含めて評価し，介護や福祉なども含めた総合的な視点から治療やケアの計画を立てなければ，患者やその家族のニーズに応えることは難しい．大腿骨近位部骨折患者の治療は，急性期病院から回復期病院，そして自宅，かかりけ医につなげていくことを考えなければならない．そのため当院では，

ID：00000000　患者氏名：テスト

● 排泄について

・尿失禁（あり・なし）、便失禁（あり・なし）、おむつの使用(あり・なし・夜間のみ使用)
・夜間トイレに何回起きますか？（　　　）回
・便回数（　　　）回/日　最終排便（＿＿月＿＿日）
・下剤の使用（あり・なし）　使用している薬（＿＿＿＿＿＿＿＿）
・便性状（普通・硬い・軟らかい・水様）
・ストマ（人工肛門）はありますか？（あり・なし）
・膀胱留置カテーテルはありますか？（あり・なし）

● 服薬管理について教えてください。

（自己管理・分包して渡せば正しく服薬できる・全て他者による管理）

4．普段の活動レベルや生活の様子についてお聞きします。

各項目について、当てはまるものにチェックをお願いします。

食事	□	介助なしで食事ができる。
	□	部分的な介助が必要（たとえば、おかずを切って細かくしてもらう）。
	□	全介助
トイレ動作	□	自立（衣服の操作、後始末を含めすべて自分でできる）
	□	部分介助（体を支える、衣服、後始末に介助を要する）
	□	全介助または不可能
風呂・整容	□	すべて自分でできる。
	□	部分介助または不可能
歩行	□	介助なしで歩行できる。 （完全自立・1本杖・2本杖歩行・シルバーカー・その他＿＿＿＿）
	□	歩行に介助が必要、もしくは歩行器歩行
	□	歩行はできないが、車椅子自走可能
	□	上記以外
着替え	□	すべて自分でできる。
	□	部分的な介助が必要
	□	上記以外

買い物	□	必要な買い物はすべて自分1人でできる。
	□	すべての買い物に付き添いを必要とする。
	□	買い物は全くできない。

3

図 1のつづき． 高齢者総合的機能評価(CGA)の評価表

高齢者総合的機能評価(comprehensive geriatric assessment；CGA)の簡易版を作成し(**図 1**)，来院時に評価して，多職種間で共有している．CGAとは，日常生活動作(instrumental activities of daily living；ADL・IADL)機能，精神・心理的機能，社会・経済的機能ならびにQOL(quality of life)などを系統的かつ総合的に評価する手法である[11]．これを行うことで合併症を起こすリスクがある患者を早期に特定し，より適切にリスク評価・各科・部署への紹介をして，リハビリテーションにつなげることを可能にする[12]．

食事の支度	□	献立・調理全てにおいて１人でできる。
	□	材料があれば調理ができる。
	□	調理済み食品を温めて配膳することはできる。
	□	調理・配膳は人にしてもらう。
清掃	□	すべて自分でできる。
	□	日常の簡単な作業はできるが、時に援助が必要
	□	１人ではできない。
移動手段	□	公共交通機関を利用して１人で外出できる。または、自分の車を運転する。
	□	タクシーでの外出は可能だが、他の交通機関での外出はできない。
	□	外出には必ず付き添いが必要
財産管理	□	財産管理は自立している。
	□	日用品の購入はできるが、それ以外は援助が必要
	□	他者による金銭管理が必要

5．栄養面についてお聞きします。

- 食事の際にムセはありますか？（ あり ・ なし ）
- 誤嚥性肺炎になったことはありますか？（ あり ・ なし ）
- 普段の食事形態について教えてください。

主食： 普通食 ・ ２度炊き ・ お粥
副食： 普通食 ・ 柔らかめ ・ 刻み食 ・ とろみ付き刻み食 ・ ペースト食
水分： とろみなしで問題ない ・ とろみを付けている
（その他：＿＿＿＿＿＿＿＿＿＿＿＿＿＿＿＿＿＿＿＿＿＿＿＿）

- 食事の際、箸以外に使用する補助具はありますか？（ なし / あり ：＿＿＿＿＿＿＿＿＿＿）
- 食事回数：（　　　　）回/日、食欲（ あり ・ 減退傾向 ・ なし ）
- 食事を作るのは誰ですか？（＿＿＿＿＿＿＿＿＿＿＿＿＿＿＿）
- 義歯はお持ちですか？（ あり ・ なし ）

ありの場合　部位（上： 総義歯 ・ 部分義歯 ・ なし　　下： 総義歯 ・ 部分義歯 ・ なし ）

- 義歯が合わないことはありませんか？（ あり ・ なし ）

6．その他

- 嗜好品について

①タバコ：（ 吸わない ・ 今も吸っている ・ やめた ）
・今も吸っている場合：（　　　　）本/日、開始年齢：（　　　　）歳
・やめた場合：喫煙期間（　　　　～　　　　）歳
②アルコール類：（ 飲まない ・ 付き合い程度 ・ よく飲む ・ 今はやめている ）

以上になります。ご協力ありがとうございました。

ID：00000000　患者氏名：テスト

4

図 1のつづき． 高齢者総合的機能評価(CGA)の評価表

待機時のリハビリテーション（保存治療のリハビリテーション）

前述にある CGA に基づいて情報収集を行い，待機時のリハビリテーションを行う．基本的には，呼吸器リハビリテーションと廃用症候群予防のための患肢外のリハビリテーションとなる．待機するということは，寝たきりの時間が多くなり，座位ができず誤嚥性肺炎を起こすリスクが高い．座位やなんとかギャッチアップが可能となれば，排痰や呼吸が容易となる．しかし，骨折した状態での座位保持は受傷早期は疼痛が強く非常に

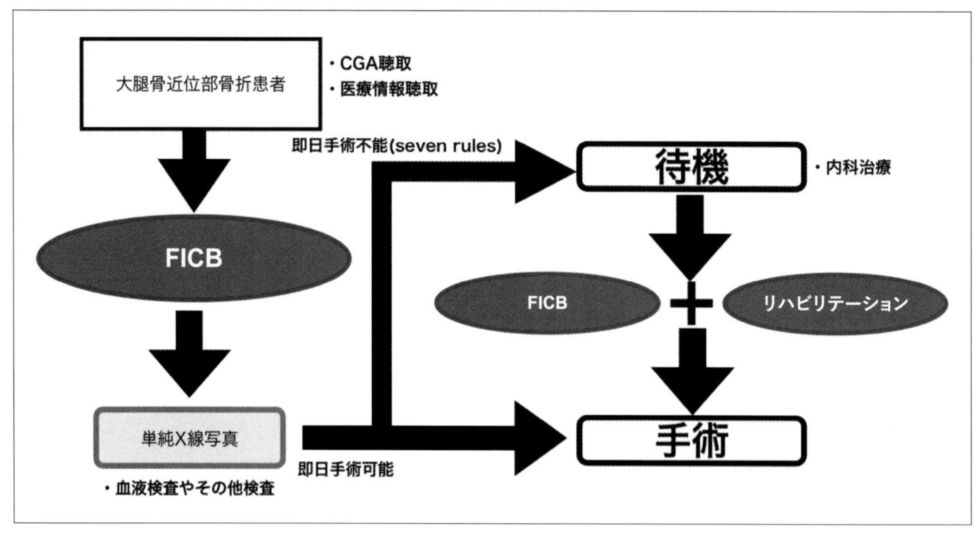

図 2. 当院における大腿骨近位部骨折の治療の流れ

困難である．かつての術前・保存治療のリハビリテーションでは，除痛と骨折部の安定化のため牽引を行っていたが，牽引した状態では積極的な離床は困難である．また多くの急性期病院では，理学療法士のマンパワーの問題で，リハビリテーション時間は限定される．そのため理学療法士によるリハビリテーション以外でいかに座位保持をできるかが重要となる．現在当院では，大腿骨近位部骨折患者の疼痛管理の第1選択薬剤は，アセトアミノフェンの内服を使用している．しかし，待機(保存)治療期間には除痛効果としては不十分である．そのため毎朝回診時に担当医が腸骨筋膜下ブロック(fascia iliaca compartment block；FICB)を行い可能な限り除痛を行い，少ないリハビリテーションの時間を有効に使い，またそれ以外の時間も看護師が積極的に座位を促している(**図 2**)．

手術治療後のリハビリテーション

大腿骨近位部骨折では術後早期の離床が推奨され，可能な限り術後1日目からの立位訓練が開始される．そのためにはできる限り，骨折前と同じ状態を作る環境作りが必要である．つまり，除痛を早期に得て，日常生活に戻すことである．具体的には，術翌日には周術期の問題がなければすべてのルート・バルーンなどのデバイスを抜去している．除痛に関しては，来院時より腸骨筋膜下ブロックを行い，術後は定時のアセトアミノフェンの静注を行い速やかに内服加療を行っている．疼痛は，せん妄や認知症の増悪，また動かしたくないという心理を働かせ，それは術後も継続すると言われている[13]．

理学療法士，作業療法士が協働して術後初回評価をし，バイタルに問題なければ座位よりリハビリテーションを開始している．2022年度のデータでは，術翌日には手術治療を行った大腿骨転子部骨折患者88%，大腿骨頚部骨折95%で座位保持を獲得している．術前に歩行可能だった患者は術後1週間で，大腿骨頚部骨折患者，大腿骨転子部骨折患者ともにほぼ100%立位訓練が可能となっていた．

当院での待機手術の基準

受傷48時間内に当院では積極的に手術加療を行っているが，早期手術困難例があるのも事実である．当院では，seven rulesに基づいて早期手術不能例を判断し，麻酔科と内科と協議のうえ，手術時期の決定を行っている．Seven rules[14]とは，① Hb<8 g/dℓ，② Na<120，>150 mmol/ℓ あるいはK<2.8，>6.0 mmol/ℓ，③ コントロールされていない糖尿病，④ コントロールできていない，もしくは急性左心不全，⑤ 120 bpm 以上の不

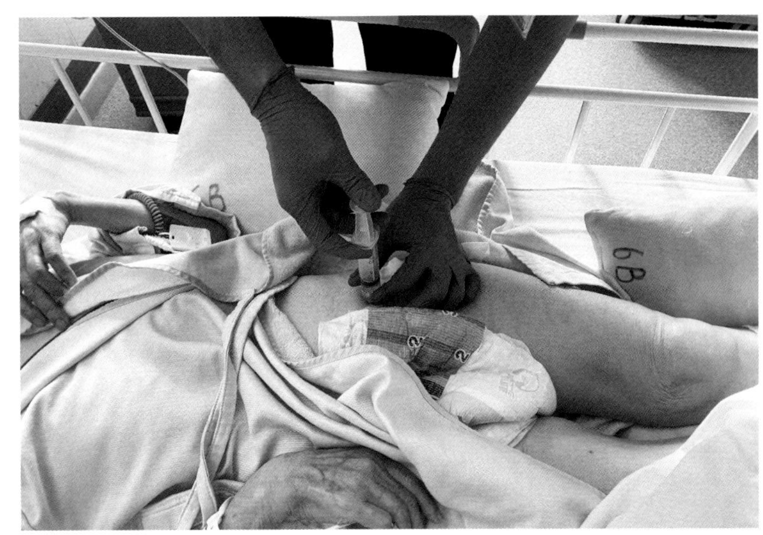

図 3.
腸骨筋膜下ブロックの手技の実際[17]
（筆者提供）

整脈，⑥ 敗血症を伴う重症肺炎，⑦ 回復できる凝固異常，の項目に該当するもので，当院での手術遅延例では 2 例が該当していた．1 例は間質性肺炎の増悪があり，術前待機期間は10日間であった．

全身状態が改善し，内科と麻酔科が問題ないと判断すれば速やかに手術治療を行っている．その間は前述した通り，整形外科医が積極的に疼痛管理を行い離床を促している．

腸骨筋膜下ブロック

1．大腿骨近位部骨折患者に対するブロックの有用性

近年，大腿骨近位部骨折に対して大腿神経ブロックによる術前からの疼痛管理の有用性について報告が海外で散見されるようになっている．本邦でも 2021 年度の「大腿骨頚部/転子部骨折診療ガイドライン」より術前疼痛管理に関する項目が新たに追加された[1]．しかしながら，本邦での術前の疼痛管理についての報告はまだ少ない．高齢者における疼痛は，認知症の増悪，せん妄，疼痛の記憶による術後リハビリテーション意欲の低下となる様々な合併症を引き起こす．そのため最も効果がある疼痛コントロールは早期手術による骨折の安定化である．しかし，術前待機や保存治療となった症例の疼痛コントロールとして大腿神経ブロックや腸骨筋膜下ブロックなどの神経ブロックは有用である．また有害事象がほとんどなく行える処置で，効果に関してもオピオイドや鎮痛薬を使用した症例よりも除痛効果があり[15]，さらには患者満足度も高いとされている[16]．

2．腸骨筋膜下ブロックの手技

腸骨筋膜は，大腰筋，腸骨筋，恥骨筋からなる筋膜から構成されており，大腿腸骨筋膜コンパートメントを形成する．そのコンパートメント内に大腿神経と外側大腿皮神経が走行する．

腸骨筋膜下ブロックの作用機序は，コンパートメント内に薬剤を注入し，薬液が腸骨筋膜下に広く浸潤することで麻酔効果を得る．手技としては非常に簡便であり，エコーを使用せず行う．使用する薬剤は，レボブピバカイン塩酸塩注射剤 50 mg/10 mℓを 2A 使用する．医師であれば大腿動脈の動脈採血を一度は経験したと思うが，本手技は動脈採血と類似した手技である．片手で大腿動脈を挟み込み外側約 2 cm，近位 2 cm の部分に穿刺を行い，シリンジに陰圧をかけて血液の逆流のないことを確認して薬液を注入する．針の刺入深度は患者の体型で適宜変更している[17]（**図 3**）．

おわりに

筆者は大腿骨近位部骨折の治療に関して保存治療の経験がほとんどない．海外の報告でも本邦でも手術治療が第 1 選択であり，手術治療に勝る治療法はないと考える．さらに，筆者が勤務した病院はどの病院も急性期病院でありかつ早期手術治

療を実践してきた．早期手術・早期リハビリテーションが大腿骨近位部骨折の治療のゴールドスタンダードであることは言うまでもない．しかし，早期手術を実践できない病院や，へき地や離島であるためそもそも治療設備が整っておらず手術ができない病院もあるだろう．重篤な内科合併症を有し手術が不可能な患者や，様々な価値観や死生観を持つ人で手術を拒否する人もいるかもしれない．このように，医師の働く環境によっては，どうしても手術治療ができない状況に陥る可能性がある．整形外科医としては，"手術ができない"ということは，手術治療の成績を知っているだけになんとも歯痒いと思う．しかし，このような患者に対して，除痛治療を積極的に行うことで，たとえ寿命が短くなり歩行能力が低下しようとも，患者やその家族の満足度は高められると考える．筆者が考える最も簡便で効果が得られる除痛治療が，前項で述べた腸骨筋膜下ブロックである．保存治療は，決して放置療法ではなく，医師が積極的に除痛治療し，リハビリテーションを行いやすい環境を作り積極的に離床を促すことで患者とその家族のニーズを寄り添う治療法である．

文　献

1）日本整形外科学会診療ガイドライン委員会大腿骨頚部/転子部骨折診療ガイドライン策定委員会編．大腿骨頚部/転子部骨折診療ガイドライン 2021 改訂第 3 版，南江堂，2021.

2）石橋英明：大腿骨近位部骨折とロコモ．*MB Med Reha*，**197**：5-10，2016.

3）Fukui N, et al：Predictors for ambulatory ability and the change in ADL after hip fracture in patients with different levels of mobility before injury：a 1-year prospective cohort study. *J Orthop Trauma*, **26**(3)：163-171, 2012.

4）Loggers SAI, et al：Prognosis of nonoperative treatment in elderly patients with a hip fracture：A systematic review and meta-analysis. *Injury*, **51**(11)：2407-2413, 2020.

5）Loggers SAI, et al：Evaluation of Quality of Life After Nonoperative or Operative Management of Proximal Femoral Fractures in Frail Institutionalized Patients：The FRAIL-HIP Study. *JAMA Surg*, **157**(5)：424-434, 2022.

Summary フレイル患者に対する大腿骨近位部骨折の保存治療について言及している.

6）井上三四郎ほか：大腿骨近位部骨折患者における生命予後と歩行能力についての検討．整外と災外，**61**(4)：819-821，2012.

7）荒川大亮ほか：手術しなかった大腿骨近位部骨折症例の理由と転帰．整外と災外，**67**(4)：697-699，2018.

8）石橋英明：大腿骨頚部骨折患者の生命予後．*MB Orthop*，**16**(12)：15-23，2003.

9）井口公貴ほか：へき地における大腿骨近位部骨折の保存治療．骨折，**43**(4)：967-970，2021.

10）浜西千秋：大腿骨近位部骨折の保存治療．整外看，**11**：1048-1055，2006.

11）井藤英喜：高齢者に対する総合機能評価の有用性と限界．日老医誌，**43**：690-692，2006.

12）鳥羽研二：高齢者総合的機能評価ガイドライン．日老医誌，**42**：177-180，2005.

13）Sanzone AG：Current Challenges in Pain Management in Hip Fractures Patients. *J Orthop Trauma*, **30** Suppl 1：S1-S5, 2016.

14）Griffiths R, et al：Guideline for the management of hip fractures 2020. Guideline by the Association of Anaesthetists. *Anaesthesia*, **76**：225-237, 2021.

15）Unneby A, et al：Femoral nerve block in a representative sample of elderly of people with hip fracture：a randomized controlled trial. *Injury*, **48**：1542-1549, 2017.

16）Thompson J, et al：Fascia Iliaca Block Decreases Hip Fracture Postoperative Opioid Consumption；A Prospective Randomized Controlled Trial. *J Orthop Trauma*, **34**：49-54, 2020.

17）森　圭介ほか：大腿骨近位部骨折に対する鎮痛処置．整外と災外，**64**：1275-1280，2021.

Summary 大腿骨近位部骨折に対する除痛に関して大腿神経ブロックの有用性を述べている.

MB Med Reha No.295：19-23, 2023

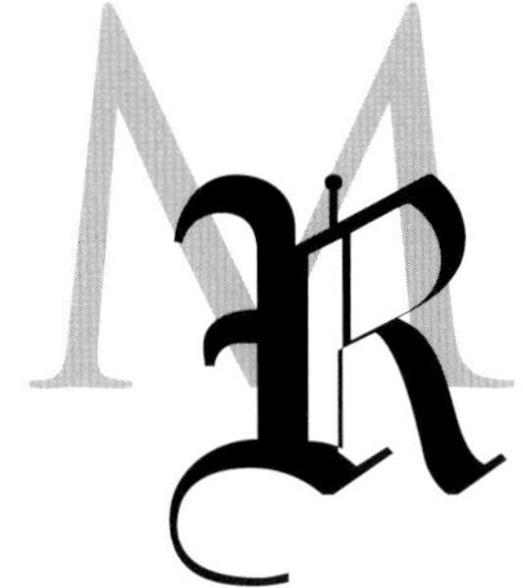

特集／ここまでやろう！大腿骨近位部骨折の包括的リハビリテーションアプローチ

大腿骨頚部骨折に対する手術的治療；骨接合術 vs 人工物置換術
―手術療法によるリハビリテーション治療の工夫―

徳永貴久[*1]　緒方直史[*2]

Abstract　大腿骨頚部骨折はADLを損なうだけでなく，生命予後にも悪影響を及ぼすことが知られている．高齢者に多く発症するため，高齢化の進む我が国においては今後の課題となることが予想される．

大腿骨頚部骨折の治療法は手術療法が一般的だが症例によって手術方法は異なる．骨接合術と人工物置換術に大別されるが，骨折の形態だけでなく患者の年齢や元々の身体機能，全身状態，合併症など様々な要素を考慮して手術方法は決定される．周術期のリハビリテーション治療についても治療方針によって異なる場合があるため，それぞれのやり方について理解し適切なリハビリテーション治療を行う必要がある．

Key words　大腿骨頚部骨折(femoral neck fracture)，リハビリテーション(rehabilitation)，荷重(weight-bearing)

はじめに

大腿骨近位部骨折は受傷後に歩行機能が低下し日常生活活動(activities of daily living；ADL)を損なうことが多い．この骨折は高齢者で発生率が高く，高齢化が進んでいる我が国では今後も患者数が増加することが見込まれる．介護の原因としても骨折・転倒は第3位(13.9%)に位置している[1]．また，高齢者の大腿骨頚部骨折は患者の生命予後や機能予後にも悪影響を及ぼすことが知られている[2]．大腿骨頚部骨折には早期手術が望ましく，2022年4月の診療報酬改定では大腿骨近位部骨折受傷後72時間以内に手術を行った場合に加算される緊急整復固定加算，緊急挿入加算，が新設された．また，二次性骨折予防継続管理料も設定された．これは骨粗鬆症の治療による二次性骨折を予防するため，骨粗鬆症を有する大腿骨近位部骨折患者に対して早期から必要な治療を実施した場合に算定可能な加算となっている．早期治療を行うことでADLの低下を最小限に止め，健康寿命を延伸することが可能となり，また再骨折予防により医療費削減にも貢献されることが見込まれる．

本稿では，大腿骨頚部骨折の手術方法の違いによるリハビリテーション治療について概説する．

疫　学

我が国における大腿骨近位部骨折の年間発生数は2017年で193,400例(男性：44,100例，女性：149,300例)であった[3]．発生率は40歳から年齢とともに上昇し，70歳を過ぎると急激に上昇する．高齢者での発生率は男性より女性が高い．75歳未満では大腿骨頚部骨折の患者が多く，75歳以上では転子部骨折の患者が多い[4]．大腿骨頚部骨折の

[*1] Takahisa TOKUNAGA，〒173-8606 東京都板橋区加賀2-11-1　帝京大学医学部附属病院リハビリテーション部，副部長／同大学医学部リハビリテーション医学講座，医員

[*2] Naoshi OGATA，同，主任教授

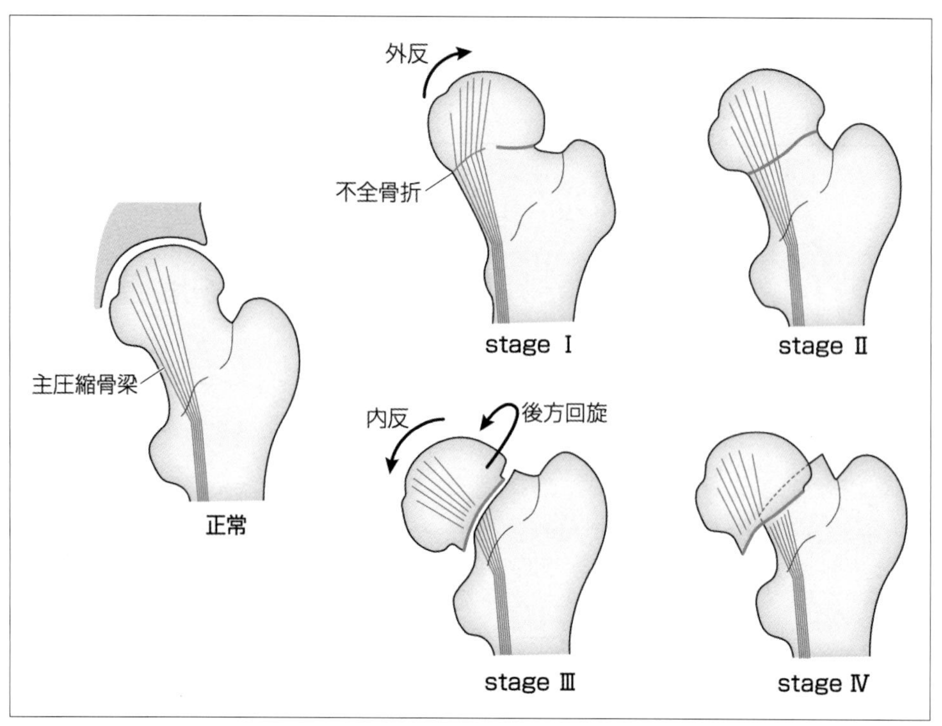

図 1. 大腿骨頚部骨折の Garden 分類
(「日本整形外科学会診療ガイドライン委員会，大腿骨頚部/転子部骨折診療ガイドライン策定委員会：大腿骨頚部/転子部骨折診療ガイドライン 2021(改訂第 3 版)，p10，2021，南江堂」より許諾を得て転載.)

年間人口 10 万人あたりの年齢階級別発生率(2004～2006 年の平均)は，男性／女性別で 58.6/143.7(70～74 歳)，101.1/309.9(75～79 歳)，160.9/477.9(80～84 歳)，301.6/634.7(85～89 歳)，391.5/820.1(90 歳以上)であった[5]．2012 年の性・年齢階級別発生率と将来人口推計に基づくと，大腿骨近位部骨折の年間新規患者数は 2020 年に 24 万人，2030 年に 29 万人，2040 年に 32 万人に達すると推計されている[2]．

分　類

大腿骨近位部は関節面に近い側から骨頭，頚部(骨頭下も含む)，頚基部，転子部，転子下に分類される．頚部骨折は関節包内骨折であり，転子部骨折は関節包外骨折であるため解剖学的・血行動態的・生体力学的の違いにより手術方法の選択も異なる．

Garden は大腿骨頚部骨折を転位の程度により stage Ⅰ～Ⅳに分類した(**図 1**)[2]．Stage Ⅰは不全骨折であり，骨頭は外反位をとり骨折線の上部で陥入し，内側頚部骨皮質に骨折線は見られず若木骨折型を呈する．Stage Ⅱは完全骨折であるが転位はなく，遠位骨片と近位骨片の主圧縮骨梁の方向性に乱れがない．Stage Ⅲは転位のある完全骨折であり，単純 X 線正面写真では近位骨片は内反して主圧縮骨梁は水平化し，臼蓋，骨頭，および遠位骨片内側の主圧縮骨梁の方向が一致していない．Stage Ⅳは転位高度の完全骨折であり，stage Ⅲとの違いは主圧縮骨梁の方向が一致している点である．Garden 分類は検者間の一致率が低いため，stage Ⅰ・Ⅱを非転位型，stage Ⅲ・Ⅳを転位型として分類して治療法の選択を行う．

診　断

大腿骨頚部骨折を疑った場合，まずは単純 X 線写真撮影を行う．両股関節正面像と患側股関節側面像の 2 方向を撮影する．正面像を撮影する際に両下肢を 10～15° 内旋すると骨皮質の重なりがな

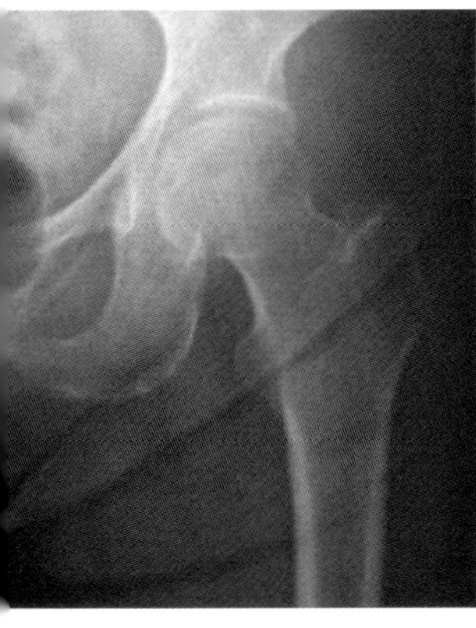
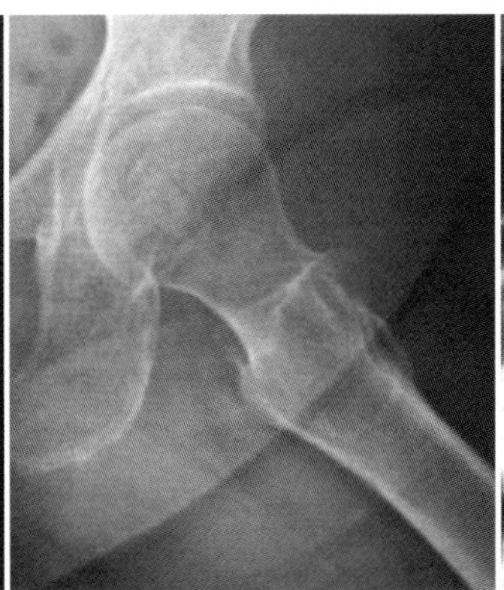
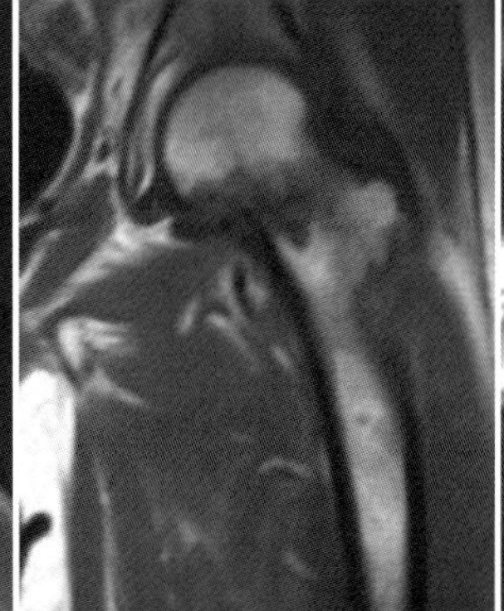
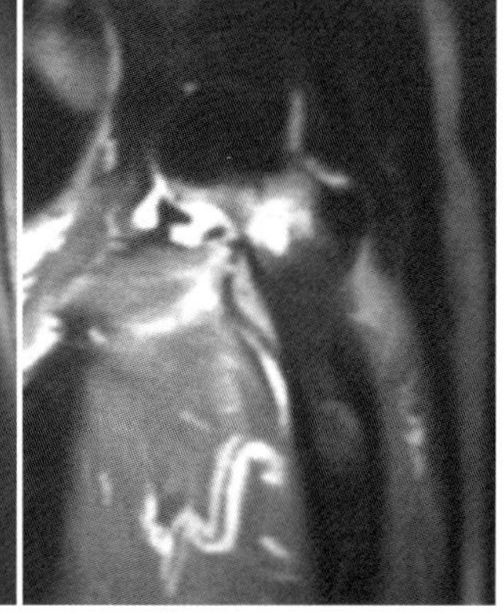

a|b|c|d

図 2. 83 歳，女性

CT で頚部骨折が判明．屋内で転倒して右股関節部痛が出現したため近医を受診した．
単純 X 線写真では骨折が診断できなかったため，ただちに CT 撮影を行った．
a：受診時単純 X 線写真前後像　　b：受診時単純 X 線写真側面像
c：CT 冠状断像で頚部に骨折線を認める．　d：CT 横断像でも頚部に骨折線を認める．
単純 X 線(a，b)では骨折の診断が困難だが，MRI(c，d)では大腿骨頚部に信号変化を認めており大腿骨頚部骨折と診断できる．
(「日本整形外科学会診療ガイドライン委員会，大腿骨頚部/転子部骨折診療ガイドライン策定委員会：大腿骨頚部/転子部骨折診療ガイドライン 2021(改訂第 3 版)，p45，2021，南江堂」より許諾を得て転載．)

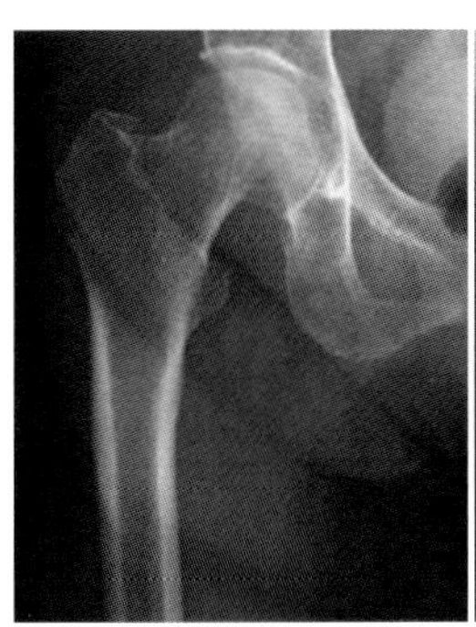
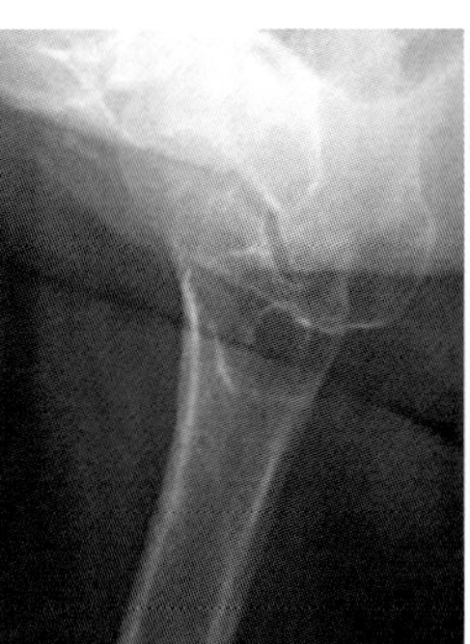
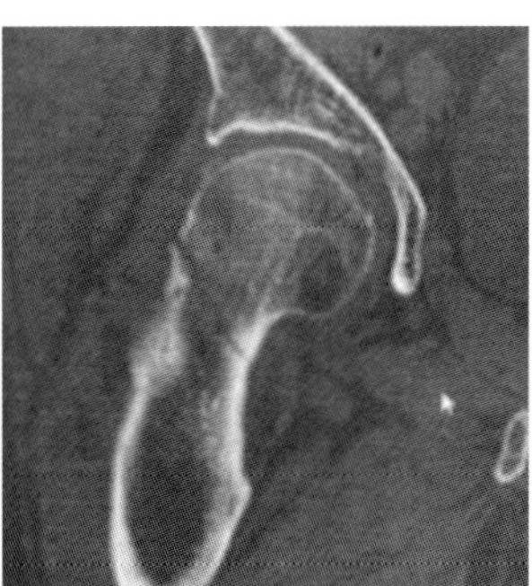
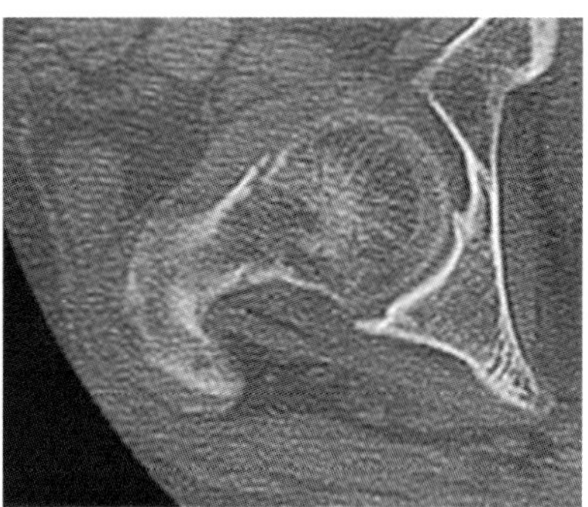

a|b|c|d

図 3. 82 歳，女性

CT で頚部骨折が判明．屋内で転倒して右股関節部痛が出現したため近医を受診した．
単純 X 線写真では骨折が診断できなかったため，ただちに CT 撮影を行った．
a：受診時単純 X 線写真前後像　　b：受診時単純 X 線写真側面像
c：CT 冠状断像で頚部に骨折線を認める．　d：CT 横断像でも頚部に骨折線を認める．
単純 X 線(a，b)では不明瞭だが，CT(c，d)では大腿骨頚部に骨折線を指摘できる．
(「日本整形外科学会診療ガイドライン委員会，大腿骨頚部/転子部骨折診療ガイドライン策定委員会：大腿骨頚部/転子部骨折診療ガイドライン 2021(改訂第 3 版)，p46，2021，南江堂」より許諾を得て転載．)

くなり，見逃しにくくなる．単純 X 線写真で骨折を指摘できない場合でも，不顕性骨折を考慮して追加検査を考慮する必要がある．核磁気共鳴画像法(magnetic resonance imaging；MRI)，コンピューター断層撮影(computed tomography；CT)が臨床場面では多く利用されており，不顕性骨折の診断に有用である(**図 2，3**)[2]．

治　療

大腿骨頚部骨折はできるだけ早期に手術を行うべきであるとの報告が多くなっている．早期手術により合併症が少なくなり，さらに生存率が高くなり，入院期間も短くなる．2014 年の日本の大腿骨頚部骨折の手術待機期間は平均 4.9 日であり，

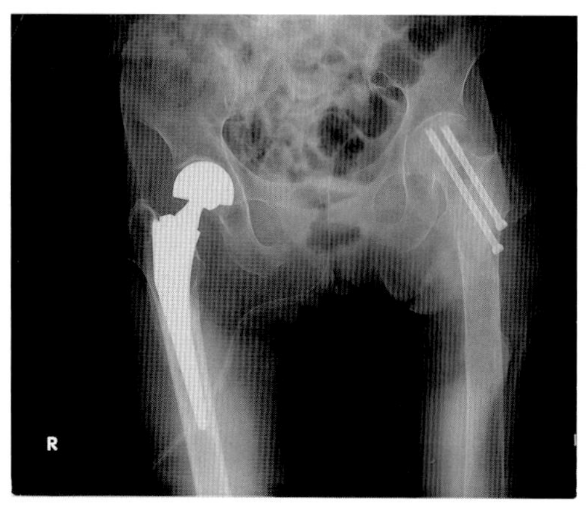

図 4. 左大腿骨頚部骨折に対してスクリュー固定(自験例)

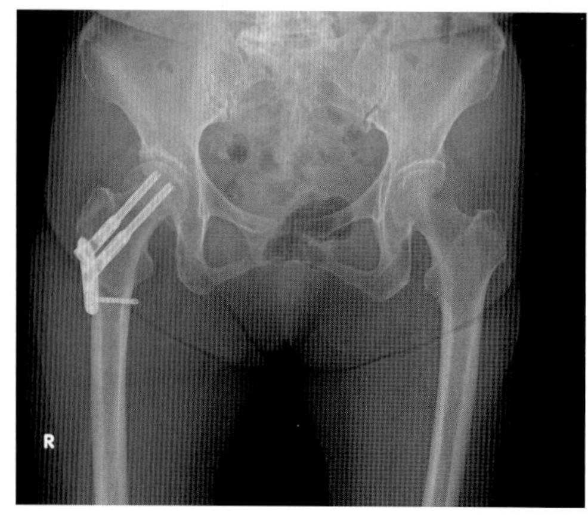

図 5. SHS(sliding hip screw)固定(自験例)

欧米に比べて長い[2].

非転位型骨折の場合でも転位の進行や偽関節のリスクもあり，ガイドラインでは手術を行うことを推奨している[2].

非転位型の場合，術式は骨接合術が望ましい．内固定材料としてスクリューやSHS(sliding hip screw)などがあるが，いずれを選択しても成績は良いと報告されている(**図 4，5**)[2]．骨接合術の場合，合併症として術後の骨頭壊死・偽関節・転移などがあり，いずれもの場合も再手術が必要となることが多い．ガイドラインではスクリュー，SHSの2群間の合併症発生率に有意差はなかったと報告されている[2].

転位型の大腿骨頚部骨折では人工物置換術が推奨されている[2]．転位型で骨接合術を選択した際は骨頭壊死や遅発性骨頭圧潰となる頻度が高く，術後短期間での再手術となる可能性が高い．人工物置換術は感染症のリスクが高く，手術侵襲も大きいこともあり，患者の全身状態や年齢などを考慮して手術法を選択する必要がある．人工股関節置換術は人工骨頭置換術より疼痛が少なく，機能スコアも良好で再手術率も低いが[6]，一方で人工股関節置換術は手術侵襲が大きく，術後の脱臼率も高い．また専門的な手術手技も求められるため，不慣れな術者の場合は専門医のいる施設への転院が望ましい．活動性が高く，麻酔リスクの低い患者には人工股関節置換術を考慮する．両者の適応に明確なエビデンスは示されていないが，人工股関節置換術は活動性の高い症例に，人工骨頭置換術は全身状態不良の症例や高齢者に推奨される(**図 6，7**).

リハビリテーション治療

大腿骨頚部骨折は24時間以内の緊急手術が望ましいが，すべての症例で早期手術が可能なわけではない．その場合は待機期間中の術前リハビリテーション治療が必要となる．可動域訓練，筋力訓練，体位変換・ポジショニング，ギャッチアップ座位，端座位・車椅子乗車，呼吸訓練・口腔ケアなどが一般的に行われている．転位型で人工物置換術を予定している場合は疼痛に応じた訓練を行えば良いが，非転位型で骨接合術を予定している場合は，さらなる転位を避けるためにも，患側股関節の積極的な訓練は避けて等尺性訓練や足関節の底背屈運動などを中心に行う方が良いと考える．

大腿骨頚部骨折の術後リハビリテーション治療は，術式に関わらずベッド上座位保持→車椅子への移乗→立位保持→平行棒内歩行→歩行器歩行→松葉杖歩行→T字杖歩行のように順次進めていく．この間に隣接関節の可動域訓練や，両下肢の筋力増強訓練も並行して行う．高齢者の場合は早期からの立位・歩行訓練が望ましいが，受傷前ADL自立の方でさえ術後に歩行獲得させることは難しい場合もある．術後6か月程度まではリハビリテーション治療による機能回復が期待できるため，退院後も継続することが重要となる[2].

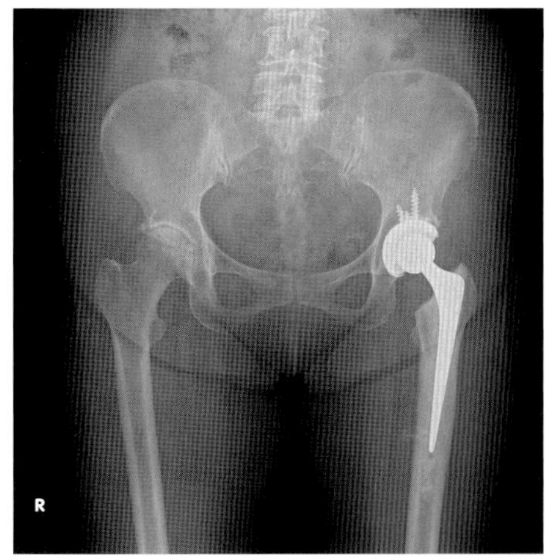
図 6．人工股関節置換術(自験例)

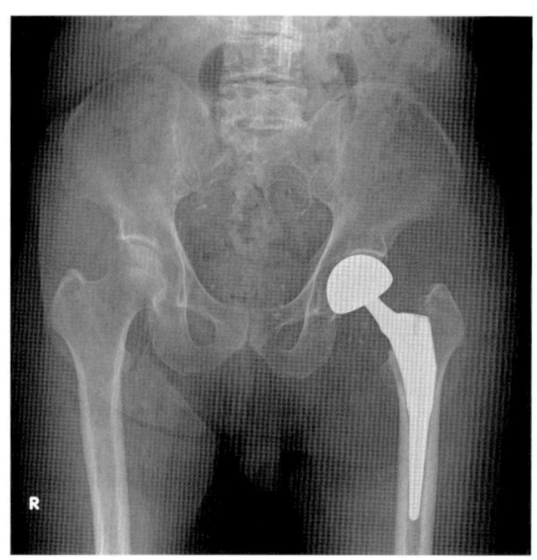
図 7．人工骨頭置換術(自験例)

骨接合術後のリハビリテーション治療は荷重訓練の時期が重要となる．非転位型骨折では荷重制限なしにリハビリテーション治療を行っても骨癒合や遅発性骨頭陥没の発生率に差がないと言う報告もあり[2]，ガイドラインでは非転位型骨折の術後でも翌日からの早期荷重を推奨している[2]．また，転位型骨折の骨接合術でも，固定性が良好であれば早期荷重を行って良いとされる．早期荷重は患者にとって有益であるが，高齢者の荷重制限は困難なことが多い．転位型骨折で十分な固定性が得られない可能性がある場合は人工物置換術を選択する必要がある．

人工骨頭置換術の場合は，一般的には立位歩行訓練は術翌日から開始することが多い．骨接合術にない合併症として人工物置換術では術後の脱臼が挙げられる．後方アプローチでは後方脱臼が，前方アプローチでは前方脱臼を起こすことがある．前方アプローチと比較して，後方アプローチの方が脱臼しやすい．後方脱臼の肢位は患側股関節の屈曲・内転・内旋であり，前方アプローチでは患側股関節の伸展・外転・外旋である．後方アプローチによる人工関節置換術後は，股関節外転枕を脱臼予防のため一定期間使用することが望まれる．

おわりに

大腿骨頚部骨折は早期治療が重要になる．可能な限り早期に手術を行い，適切なリハビリテーション治療を開始することが望ましい．本稿ではガイドラインに則って大腿骨頚部骨折に関するリハビリテーション治療について言及したが，臨床では上記に当てはまらない非典型例もある．骨折のタイプや術式によって適切なリハビリテーション治療も変わるため整形外科と情報共有を綿密に行い，訓練を進めることが重要となる．

文　献

1）厚生労働省，国民生活基礎調査，2022.

2）日本整形外科学会診療ガイドライン委員会，大腿骨頚部/転子部骨折診療ガイドライン策定委員会編，大腿骨頚部/転子部骨折診療ガイドライン 2021 改訂第 3 版，南江堂，2021.
Summary 大腿骨近位部骨折治療には必読の文献.

3）Takusari E, et al：Trends in Hip Fracture Incidense in Japan：Estimates Based on Nationwide Hip Fracture Surveys From 1992 to 2017. *JBMR Plus*, **5**(2)：e10428, 2021.

4）Committee for Osteoporosis Treatment of The Japapnese Orthopedic Assosiation：Nationwide Survey of hip fractures in Japan. *J Ortho Sci*, **9**：1-5, 2004.

5）Hagino H, et al：Recent trends in the incidence and lifetime risk of hip fracture in Tottori, Japan. *Osteoporos Int*, **20**：543-548, 2009.

6）Parker MJ, et al：Arthroplasties (with and without bone cement) for proximal femoral fractures in adults. *Cohrane Database Syst Rev*, CD001706, 2010.

MB Med Reha **No.295**：**24-30**, 2023

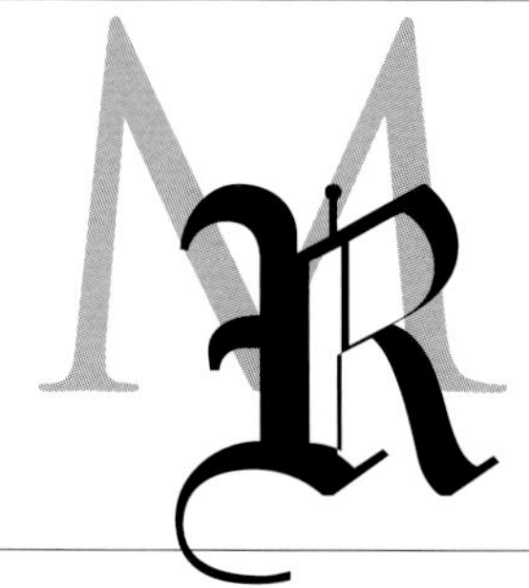

特集／ここまでやろう！大腿骨近位部骨折の包括的リハビリテーションアプローチ

大腿骨転子部骨折術後のリハビリテーション治療

池田　聡*

Abstract　大腿骨転子部骨折は大腿骨頚部骨折に比較して，高齢者に多いため activities of daily living(ADL)・quality of life(QOL)の低下を招きやすく，死亡率も高めるとされている．近年は受傷から手術までの期間が長いことが予後不良因子とされており，大腿骨転子部骨折に対しては早期手術(48時間以内)が推奨されている．術後も早期離床，早期荷重が推奨されている．これらのことも踏まえ，2022年度の診療報酬改定で大腿骨近位部骨折患者に対する早期手術加算ならびに二次性骨折予防が新設された．超高齢社会がますます進む我が国において，骨折患者も増加することが予測されている．骨折予防に関してリハビリテーション従事者にかかる期待は高い．大腿骨転子部骨折の分類，早期治療の重要性，術中整復位の重要性，内固定材料の違い，早期荷重の重要性を理解し，術後のみならずその先の二次性骨折予防まで見据えたリハビリテーション治療の実践を期待する．

Key words　大腿骨転子部骨折(femoral trochanteric fracture)，骨折型分類(classification of fracture type)，大腿骨側壁厚(lateral femoral wall thickness)，早期荷重(early weight-bearing)

はじめに

大腿骨転子部骨折は大腿骨頚部骨折に比較して，高齢者での受傷が多い．超高齢社会がますます進む我が国において，今後ますます受傷患者が増加することが予測されている．本稿では，リハビリテーション従事者として知っておきたい大腿骨転子部骨折の分類，早期治療の重要性，術中整復位の重要性，内固定材料，早期荷重，リハビリテーション従事者への期待について述べる．

大腿骨転子部骨折の分類

1．単純X線写真での分類

一般的に大腿骨転子部骨折の分類はAO/OTA分類(**図1**)が用いられている[1]．本分類は大腿骨転子部骨折をtype Aとし，3グループに細分している．Type A1は単純な2つの骨片からなる骨折で，内側皮質骨の支持性が保たれている．Type A1は3つのサブグループに分けられ，A1.1は転子間線を貫く骨折，A1.2は骨折線が大転子に及ぶ骨折，A1.3は骨折線が小転子の遠位に及ぶ骨折としている．Type A2は多骨片骨折で，内側および後方皮質骨(小転子)は数か所で骨折しているが外側皮質骨は保たれている．Type A2も3つのサブグループに分けられ，A2.1はひとつの後内側骨片を伴う骨折，A2.2は複数の中間骨片を伴う骨折，A2.3は小転子下遠位1 cmに及ぶ骨折としている．Type A3は外側皮質骨も破綻している骨折である．Type A3も3つのサブグループに分けられ，A3.1は逆斜骨折，A3.2は横骨折，A3.3は楔状または多骨片骨折としている．AO/OTA分類ではA1，A2.1は安定型，A2.2，A2.3，A3は不安定型とされている．「大腿骨頚部/転子部骨折診療ガイドライン2021 改訂第3版」[2]では，この

* Satoshi IKEDA，〒811-4313 福岡県遠賀郡遠賀町大字木守1191番地　健愛記念病院，副院長／同院整形外科

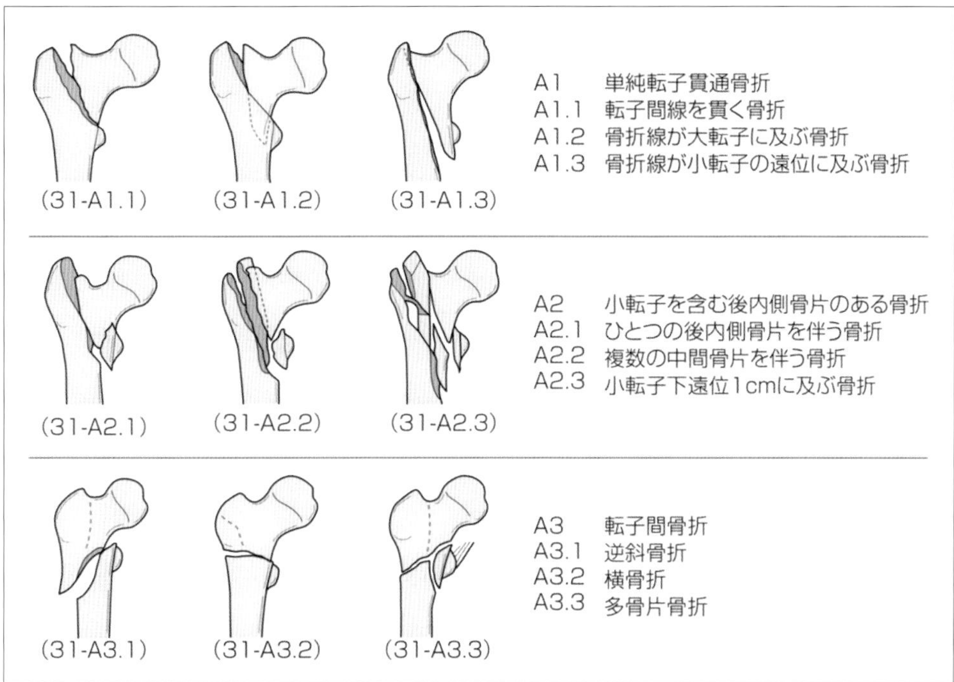

図 1. 大腿骨転子部骨折の分類(AO/OTA 分類)
(「日本整形外科学会診療ガイドライン委員会，大腿骨頚部/転子部骨折診療ガイドライン策定委員会：大腿骨頚部/転子部骨折診療ガイドライン 2021(改訂第3版)，p12，2021，南江堂」より許諾を得て転載.)

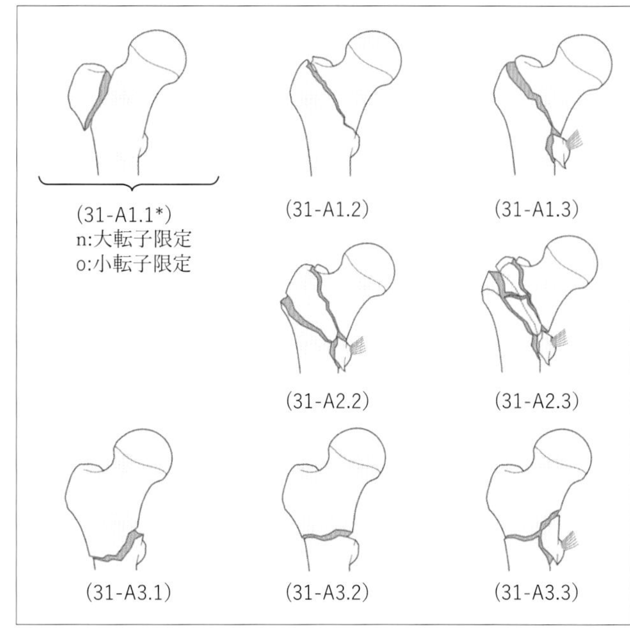

図 2.
AO/OTA 分類-2018
A1：単純転子周囲骨折
A1.1*：単独転子部骨折
n：大転子限定，o：小転子限定
A1.2：単純転子貫通骨折
A1.3：無傷の側壁厚が 20.5 mm より厚い骨折
A2：多骨片骨折を伴う転子周囲骨折
A2.2：1 つの中間骨片を伴う無傷の側壁厚が 20.5 mm 以下の骨折
A2.3：2 つ以上の中間骨片を伴う無傷の側壁厚が 20.5 mm 以下の骨折
A3：転子間骨折
A3.1：逆斜骨折
A3.2：横骨折
A3.3：楔状または多骨片骨折
(文献 3 より引用)

基準に基づいた論文を対象に記載されている．

近年，大腿骨転子部骨折は AO/OTA 分類-2018 骨折分類大要で改訂された(**図 2**)[3]．改訂された点は，A1 分類では，転子部骨折が追加されたことと無傷の側壁厚が 20.5 mm より厚いことが記載されている．側壁厚の重要性は Hsu ら[4]が，大腿骨転子部骨折 type 1 と 2 に対する dynamic hip screw(DHS)術後の側壁骨折の検証から術後側壁骨折の発生リスクに対する側壁厚の閾値が 20.5 mm であることを明らかにしたことに基づく．側

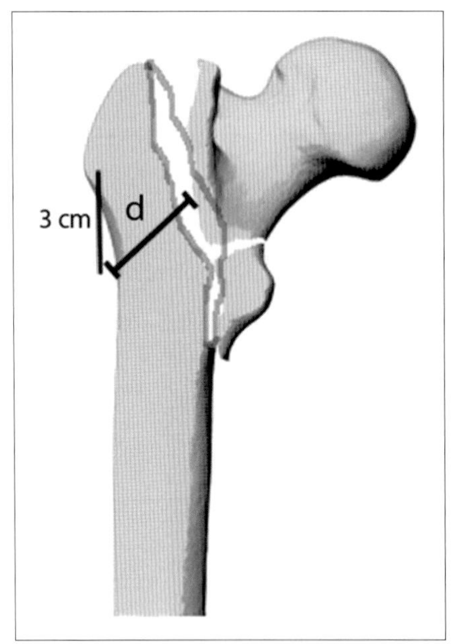

図 3. 外側壁厚(d)を示す図
大転子内側結節下 3 cm の基準点から骨折線(2 本の皮質線の間の正中線)まで 135° 上方へ角度をつけた距離(mm)として定義される.
(文献 4 より引用)

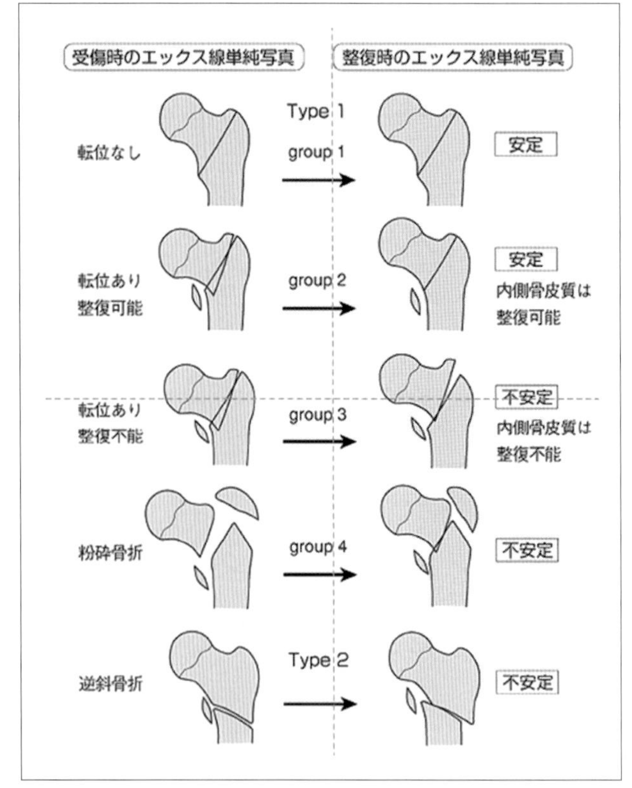

図 4. Evans 分類
単純 X 線写真正面像で内側骨皮質の損傷の程度, 整復操作を行った場合の整復位保持の難易度により分類するもの
(文献 5 より改変して引用)

壁厚とは, 大転子内側結節下 3 cm の基準点から骨折線(2 本の皮質線の間の正中線)まで 135° 上方へ角度をつけた距離(mm)として定義されている(**図 3**). A2 分類は側壁が無傷(20.5 mm 以下)の多骨片骨折と定義された. 以前の A2.1 は削除され, A2.2 は 1 つの中間骨片を伴う無傷の側壁厚が 20.5 mm 以下の骨折, A2.3 は 2 つ以上の中間骨片を伴う無傷の側壁厚が 20.5 mm 以下の骨折としている. A3 については変更がない.

その他, Evans 分類, Jensen 分類がある. Evans 分類(**図 4**)は単純 X 線写真正面像で内側骨皮質の損傷の程度, 整復操作を行った場合の整復位保持の難易度により分類するもの[5]で, Jensen 分類は Evans 分類を改良したものである.

2. 3 D-CT での分類

大腿骨転子部骨折のより正確な画像評価のために CT を用いることは少なくない. 中野は 3 D-CT 画像を用いて中野分類を提唱した(**図 5**)[2)6)]. 一次骨折線が小転子から大転子へ近位に向かい斜めに走る型を type Ⅰとし, 骨頭部, 大転子部, 小転子部, 骨幹部の 4 部位の組み合わせで 9 型に分類している. このなかで, 後方内側(小転子部)に第 3 骨片があり, 後内側の支持性がないものを不安定型としている. Type Ⅱは一次骨折線が小転子より大転子遠位にかけて横もしくは遠位に向けて走る型としている.

その他, 中野分類をもとに大転子後方の骨折パターンからさらに詳細に分類した Shoda 分類[7)]もある.

大腿骨転子部骨折の手術

1. 早期治療の重要性

大腿骨転子部骨折は高齢者が多く, 多くの疾患を合併していることも少なくない. しかしながら

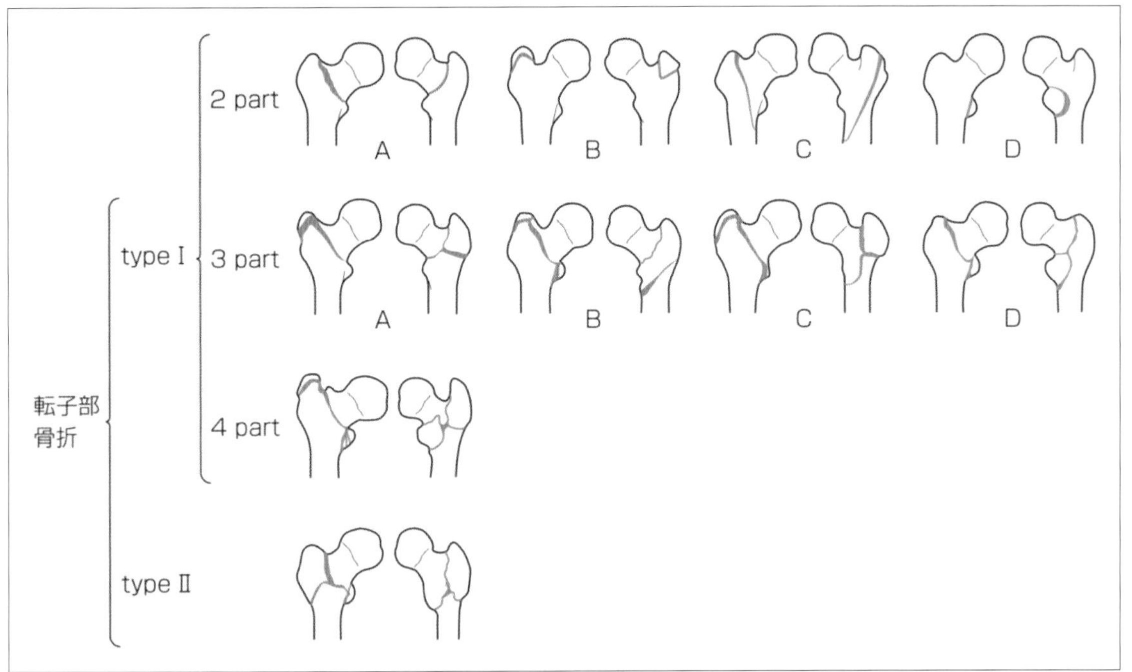

図 5. 中野の転子部骨折 3 D-CT 分類

type Ⅰ：一次骨折線が小転子から大転子へ近位に向かい斜めに走る型
骨頭部，大転子部，小転子部，骨幹部の 4 部位の組み合わせで 9 型に分類している．このなかで，後方内側(小転子部)に第 3 骨片があり，後内側の支持性がないものを不安定型としている．

type Ⅱ：一次骨折線が小転子より大転子遠位にかけて横もしくは遠位に向けて走る型

(「日本整形外科学会診療ガイドライン委員会，大腿骨頚部/転子部骨折診療ガイドライン策定委員会：大腿骨頚部/転子部骨折診療ガイドライン 2021(改訂第 3 版)，p14，2021，南江堂」より許諾を得て転載．)

できるだけ早期に手術を行うべきである．早期手術は合併症が少なく，生存率が高く，入院期間も短い．2014 年の手術待機時間は 4.1 日であった[8]．それによると入院から手術までの遅延の主な原因は手術室の確保が困難であることであった．さらに，術前に抗凝固薬を服用している患者は服用していない患者に比較して，手術までの時間が遅れ，死亡率も高くなることが明らかとなっている[9]．一方，日本循環器学会が発表した「2022 年改訂版 非心臓手術における合併心疾患の評価と管理に関するガイドライン」でも前回のガイドラインでは有症状の大動脈弁狭窄症(aortic stenosis；AS)合併の非心臓手術患者では非心臓手術の中止もしくは先に大動脈弁置換術を行うことが望ましい」との推奨が示されていたが，術後心不全のリスクが増加する可能性があるものの，重症 AS を合併した大腿骨近位部骨折患者に対しては，厳重な血行動態の管理下に骨折手術を先行することを提案することが明記された．2022 年度の診療報酬改定でも 75 歳以上の大腿骨近位部骨折患者に対して，適切な周術期の管理を行い，骨折後 48 時間以内に骨折部位の整復固定を行った場合に緊急整復固定加算もしくは緊急挿入加算が新設され，世界で初めて早期手術に対して国を挙げて取り組む姿勢が示された．

2．骨折に対する求められる整復位

骨折は可能な限り解剖学的整復位に戻すことが大前提である．整復が不十分で不安定であると術後インプラントの過度のスライディング，カットアウト，バックアウトをきたし予後不良となる．Baumgaertner らは整復位評価で，① 単純 X 線写真正面像で正常あるいはやや外反のアライメントで，かつ側面像で 20° 以下の屈曲変形，② すべての骨片が 4 mm 以内の転位のものを good reduc-

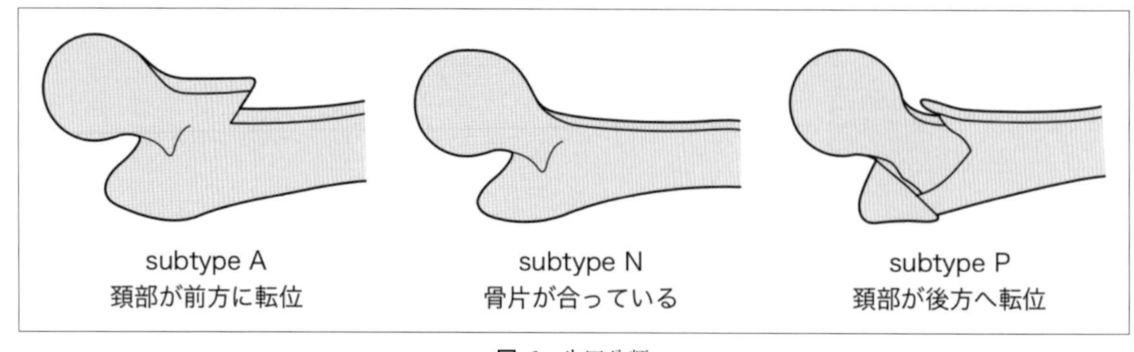

図 6. 生田分類
単純 X 線写真側面像で，Subtype A：頚部が前方に転位
Subtype N：骨片が合っている
Subtype P：頚部が後方へ転位
（文献 11 より引用）

tion と定義し，①② のいずれかを満たさないものを acceptable，いずれも満たさないものを poor とした[10]．

さらに近年は整復の要否もしくは成否を判断する目的で不安定性の評価がいくつか報告されている．

生田分類（**図 6**）は単純 X 線写真側面像から頚部が前方に転位している subtype A，骨片が合っている subtype N，頚部が後方に転位している subtype P に分類するもので，生田は単純 X 線写真正面像である Evans 分類と合わせて不安定性を評価した[11]．Evans 分類では type Ⅰの group 1～2 は安定型で，それ以外は不安定型とされているが，生田分類を加味すると，Evans type Ⅰの group 3 の subtype P，Evans type Ⅰの group 4 の subtype A および P は高度な不安定型であると考えられている．

宇都宮分類は単純 X 線写真正面像と側面像から，近位骨片が遠位骨片の髄内に嵌頓しているものを髄内型，骨片が合っているものを解剖型，髄外に突出しているものを髄外型とし，髄内方が不安定型であるとした[12]．

福田分類は，前内側皮質骨の整復位に着目し術後単純 X 線写真正面像と側面像から正面像（内方型，解剖型，外方型）と側面像（髄内型，解剖型，髄外型）を検討し，正面像で外方型，側面で髄内方が不安定型であるとしている[13]．

3D-CT 分類では，中野は大転子と小転子が一塊となり転位する 3 part 骨折（type Ⅰ-3B），4 part 骨折（type Ⅰ-4），逆斜骨折（type Ⅱ）が高度な不安定性を有するとしている[6]．

術者は術中これらの安定した整復位を目指して手術に望み，徒手整復が不可能な場合は，K-wire やエレバトリウムなどで直接的に整復を試みることもある．

3．内固定材料

大腿骨転子部骨折に使用する内固定材料は大まかに sliding hip screw（SHS）（**図 7-a**）と short femoral nail（SFN）と言われる髄内釘（**図 7-b**）の 2 種類がある．両者とも大腿骨転子部骨折全般に対して臨床成績に差はないとされるが，不安定型骨折に対しては髄内釘の方が有利とされ，ガイドラインでも推奨されている[2]．不安定型に対してシステマティックレビューで髄内釘が優位とされたものは偽関節発生率，手術時間，出血量，合併症，術中透視時間，入院期間の短さで，SHS は術後骨折の少なさ，再手術率が優位であった．

以上のことより，大腿骨転子部骨折に対しては最近では髄内釘が 1st line として使用されることが多い．

4．早期荷重

基本的に，大腿骨転子部骨折術後の患者においては早期荷重が推奨される．最近発表されたカナダのポジションペーパーでは，体重負荷制限は患肢にかかる負荷を実際に軽減することなく，全体的な可動性を低下させるため，体重負荷制限は避

a|b

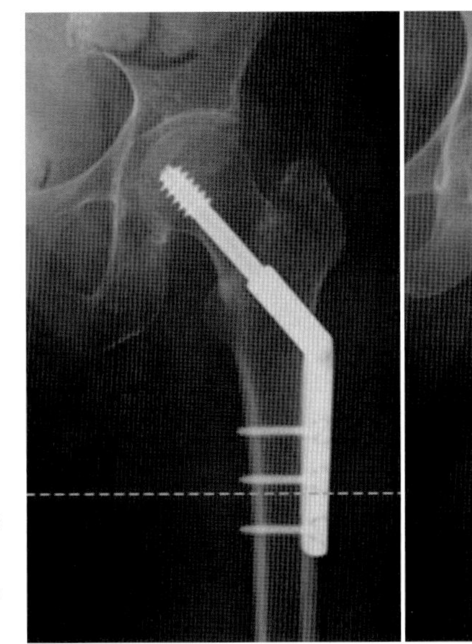
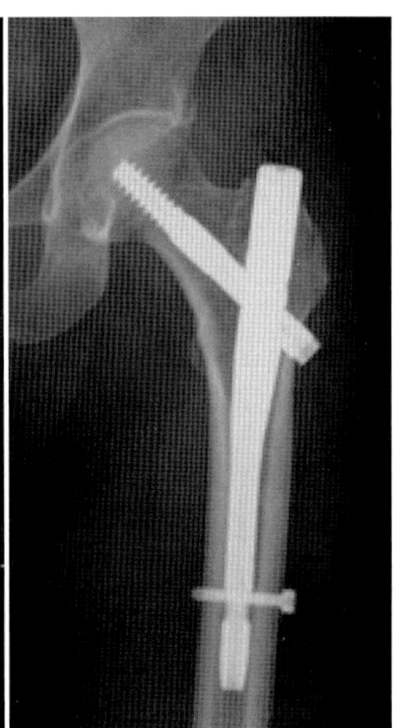

図 7.
a：Sliding hip screw(SHS)
b：Short femoral nail(SFN)と言われる髄内釘
(筆者提供)

けるべきであり，患者の大部分は許容範囲内で可動域と体重負荷が認められるべきであるとしている[14]．さらに，術直後の体重負荷が，再手術の割合を増加させることは示されていないとも記されている．当院でも患者の痛みに応じて荷重を行うことを基本としている．

また，早期荷重において，内固定材料の違いによる差はないと思われるが，術中の整復位が不安定型の場合は現実的には荷重を遅らせることもあるので，リハビリテーションで荷重を始める際には術者・主治医に確認したうえで行うことが望ましい．

大腿骨転子部骨折術後患者に対してリハビリテーション従事者に求めること

2022年から団塊の世代の方々が後期高齢者になり，2025年には国民の1/6が後期高齢者となるとされている．後期高齢者の入院費に占める骨折の割合は急速に増加しており，今後もますます増加することが推察される．大腿骨近位部骨折患者も85歳以上は増え続けている．介護認定者も骨折・転倒の占める割合は増加の一途である．我々，運動器に関わる医療従事者は真剣に骨折予防に対して取り組まないといけない．

2022年度の診療報酬改定で，大腿骨近位部骨折患者に対する「継続的な二次性骨折予防に係る評価」が新設された．その中で，大腿骨近位部骨折患者に対して早期の評価と治療介入と治療の継続が求められている．リハビリテーション従事者においては，患者の転倒予防対策について評価することが必須となっている．高齢者の骨折は繰り返す，activities of daily living(ADL)・quality of life(QOL)の低下を招き死亡率も高め，「骨卒中」と呼ばれる．大腿骨近位部骨折術後患者は入院中ほぼ毎日リハビリテーションを行う．是非，患者に転倒による二次性骨折予防と骨粗鬆症治療の必要性を入院中に啓発・刷り込んでいただきたい．骨折予防はこの国の喫緊の課題であり，その最前線に我々が直面しているという自負を持っていただければ幸いである．

おわりに

本稿では，大腿骨転子部骨折術後のリハビリテーション治療として，骨折型の分類，早期治療の重要性，整復位の重要性，内固定材料，早期荷重の重要性について述べた．今後も増え続ける高齢者の大腿骨転子部骨折に対して，リハビリテーション従事者として術後のリハビリテーションに留まらず，先の二次性骨折予防も見据えた気概を持って患者に接していただくことを期待します．

文　献

1）Orthopaedic Trauma Association Committee for Coding and Classification：Fracture and dislocation compendium. *J Orthop Trauma*, **10**(Suppl 1)：v-ix, 1-154, 1996.
Summary 大腿骨転子部骨折の AO/OTA 分類が記されている.

2）日本整形外科学会診療ガイドライン委員会，大腿骨頚部/転子部骨折診療ガイドライン策定委員会編，大腿骨頚部/転子部骨折診療ガイドライン 2021 改訂第 3 版，南江堂，2021.
Summary 大腿骨頚部/転子部骨折に対する最新のガイドラインで，診療の際のバイブル.

3）Meinberg EG, et al：Fracture and Dislocation Classification Compendium-2018. *J Orthop Trauma*, **32**(Suppl 1)：S1-170, 2018.
Summary 大腿骨転子部骨折の改訂された AO/OTA-2018 分類が記されている.

4）Hsu CE, et al：Lateral femoral wall thickness. A reliable predictor of post-operative lateral wall fracture in intertrochanteric fractures. *Bone Joint J*, **95**：1134-1138, 2013.
Summary 側壁厚<20.5 mm の転子間骨折は dynamic hip screw(DHS)単独で治療すべきではないことを発表した最初の報告.

5）Evans EM：The treatment of trochanteric fractures of the femur. *J Bone Joint Surg*, **31**-B：190-203, 1949.
Summary 大腿骨転子部骨折の分類の基本.

6）中野哲雄：高齢者大腿骨転子部骨折の理解と 3 D-CT 分類の提案．*MB Orthop*，**19**(5)：39-45, 2006.
Summary 3 D-CT 画像に基づく分類.

7）Shoda E, et al：Proposal of new classification of femoral trochanteric fracture by three-dimensional computed tomography and relationship to usual plain X-ray classification. *J Orthop Surg*, **25**：2309499017692700, 2017.
Summary 中野分類をもとに大転子後方の骨折パターンからさらに詳細に検討した分類.

8）Hagino H, et al：Survey of hip fractures in Japan：Recent trends in prevalence and treatment. *J Orthop Sci*, **22**：909-914, 2017.
Summary 毎年日本整形外科学会が行っている大腿骨近位部骨折患者の全国調査の 2009 年から 2014 年までの結果が報告されている.

9）You D, et al：Effect of oral anticoagulant use on surgical delay and mortality in hip fracture a systematic review and meta-analysis. *Bone Joint J*, **103** B：222-233, 2021.
Summary 抗凝固薬服用中の股関節骨折患者は手術までの時間が遅れ，死亡率も高くなるので，迅速な手術プロトコールを評価することは緊急の優先事項である.

10）Baumgaertner MR, et al：The value of the tip-apex distance in predicting failure of fixation of peritrochanteric fractures of the hip. *J Bone Joint Surg Am*, **77**：1058-1064, 1995.
Summary 大腿骨転子部骨折の整復の基準が記載されている.

11）生田拓也：大腿骨転子部骨折における骨折型分類について．骨折，**24**(1)：158-162，2002.
Summary 単純 X 線側面像での大腿骨転子部骨折の整復の基準が記載されている.

12）宇都宮　啓ほか：大腿骨転子部骨折の分類法—近位骨片と遠位骨片の回旋転位に注目して—．整形・災害外科，**48**：1561-1568，2005.
Summary 単純 X 線正面像と側面像から大腿骨転子部骨折の整復の基準が記載されている.

13）福田文雄ほか：大腿骨転子部骨折における術後安定性を得るための整復法．骨折，**37**(2)：247-251, 2015.
Summary 単純 X 線正面像と側面像から大腿骨転子部骨折の整復の基準が記載されている.

14）Khan AA, et al：Post hip fracture orthogeriatric care—a Canadian position paper addressing challenges in care and strategies to meet quality indicators. *Osteoporos Int*, **34**：1011-1135, 2023.
Summary カナダの大腿骨近位部骨折術後の老年医学的ケアに基づいたポジションペーパー.

MB Med Reha No.295：31-36, 2023

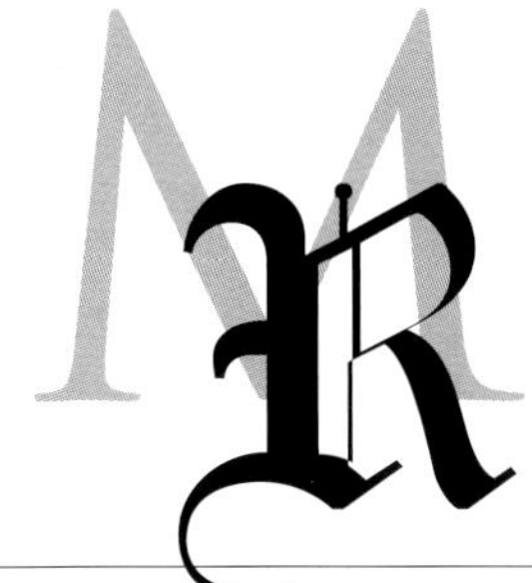

特集／ここまでやろう！大腿骨近位部骨折の包括的リハビリテーションアプローチ

大腿骨近位部骨折急性期のリハビリテーション治療

中河真吾*

Abstract　大腿骨近位部骨折例は，理学療法士が関わる機会の多い症例であり，その症例の多くは高齢者である．そのため重篤な併存疾患があったり安静期間に伴い生じる身体機能の低下をきたすことが多く，DVT(deep vein thrombosis)や腓骨神経麻痺，褥瘡，誤嚥性肺炎，廃用症候群といった合併症予防を行う必要がある．手術後は痛みに応じて離床機会を増やしていくことが大切であり，平行棒内や歩行器による歩行訓練を開始する．その際に荷重時期や脱臼リスクなど，術式と病態により留意点が異なることを理解しておく．急性期リハビリテーションは二次性疼痛により後のリハビリテーションの妨げにならないよう，筋力発揮が困難となった筋を選択的に活動させ，活動が過剰となった筋の過活動を減じるための運動療法を実施し，回復期リハビリテーションを行うための基盤を形成することが求められる．

Key words　大腿骨近位部骨折(hip fracture)，急性期(acute phase)，リハビリテーション(rehabilitation)

はじめに

大腿骨近位部骨折は，高齢者が骨粗鬆症の存在を背景に，転倒などによる軽微な外傷により受傷することが多い疾患である[1]．本邦における大腿骨近位部骨折は加速度的に増加しており，理学療法士が関わる機会は多い．症例の多くは高齢者ゆえ，重篤な併存疾患や術後に生じる合併症に配慮した理学療法を提供する必要がある．

大腿骨近位部骨折患者の骨折部に転位がない場合や患者の全身状態(併存疾患や歩行能力など)から手術療法が困難な場合には保存療法を選択されることも少なくない．しかし長期臥床に伴う廃用症候群が問題となるため，可能な限り早期に手術療法を選択することが多い[2]．大腿骨近位部骨折例に対して効果的な理学療法を提供するためには大腿骨近位部骨折の病態や術式の特徴を理解することが重要である．

急性期におけるリハビリテーションの目的は，受傷後に生じる合併症の予防と安静期間に生じる身体機能の低下を最小限とし，病態と術式の特徴に考慮したうえでADL能力の向上を図ることである．そして回復期リハビリテーションを行うための基盤を形成することである．

術前のリハビリテーション

術前のリハビリテーションの目的として，合併症予防と安静期間に伴い生じる身体機能の低下を最小限にすることで円滑な術後リハビリテーションへ導くことである．大腿骨近位部骨折に対して必要な術前リハビリテーションを挙げていく．

* Shingo NAKAGAWA，〒683-0853 鳥取県米子市両三柳1880　博愛病院リハビリテーション部，理学療法士

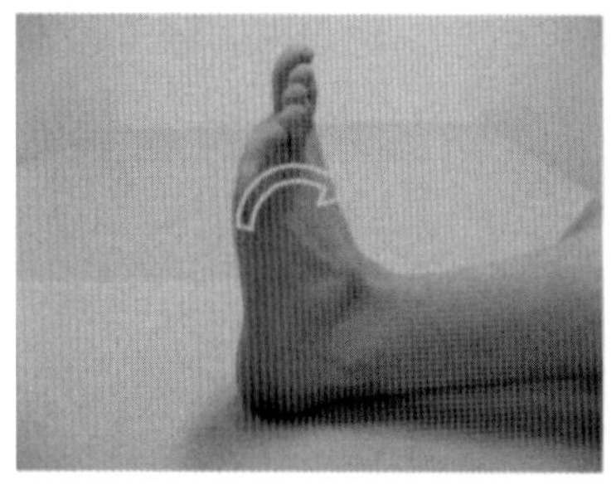
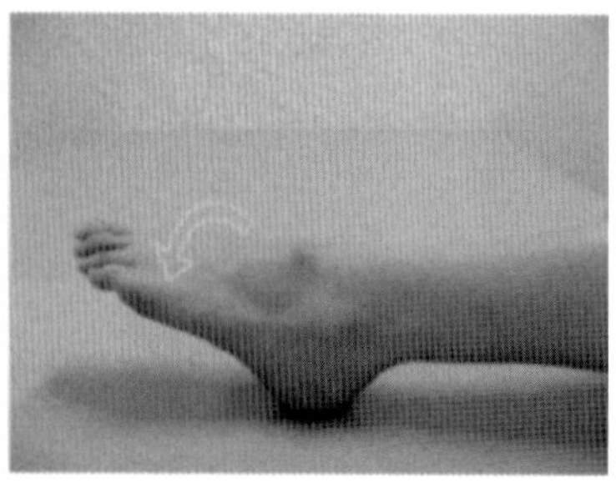

図 1. 足関節自動運動資料

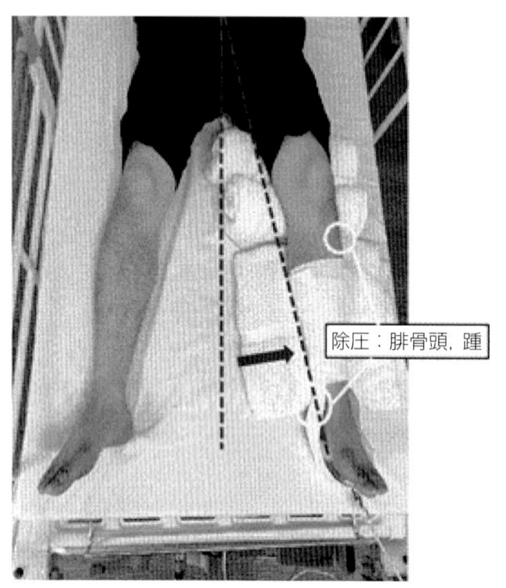

図 2. 牽引中のポジショニング

1．深部静脈血栓症(deep vein thrombosis；DVT)の予防

受傷直後により生じる血液凝固作用とその後の安静によりDVTの発生リスクは増大する．受傷から手術までの期間はDVTの発生率[3]に影響することが報告されており，ガイドラインにおいても可能な限り早期の手術が推奨されている[2]．その他に合併症や服薬状況などにも発生リスクは左右される．

DVTの徴候として腫脹や痛みなどがあり，リハビリテーションでは下腿周径やHomans徴候(膝伸展位で足関節を強制背屈させると腓腹部に疼痛を生じる)など，下肢の状態を日々確認することが大切である．さらに足関節および足趾の自動運動は静脈流速を増加させることが示されている[4]．足関節の収縮を伴う運動を積極的に行っていただくよう運動指導を行うが，認知症などにより運動の継続が難しい症例には運動の資料を掲示し病棟看護師など多職種間で共有し運動を促していく(**図 1**)．

2．体位変換とポジショニング

長時間の背臥位での安静姿勢は骨突出部の褥瘡発生の原因となるため，適宜体位変換と除圧を行う必要がある．体位変換は背臥位および半側臥位が基本となる．また，術前であれば患側下肢を牽引していることがあり，患側股関節を最適な肢位(軽度外転位および内外旋中間位)を保持させる必要がある(**図 2**)．下肢外旋位になると腓骨頭下圧迫による腓骨神経麻痺を伴うリスクが生じる．腓骨神経麻痺の併発は円滑な術後リハビリテーションの進行を妨げる要因になるため最大限の注意が必要である．

3．ギャッチアップ座位

疼痛に応じて徐々にギャッチアップ座位をとらせる．飲食のタイミングで角度をつけることは誤

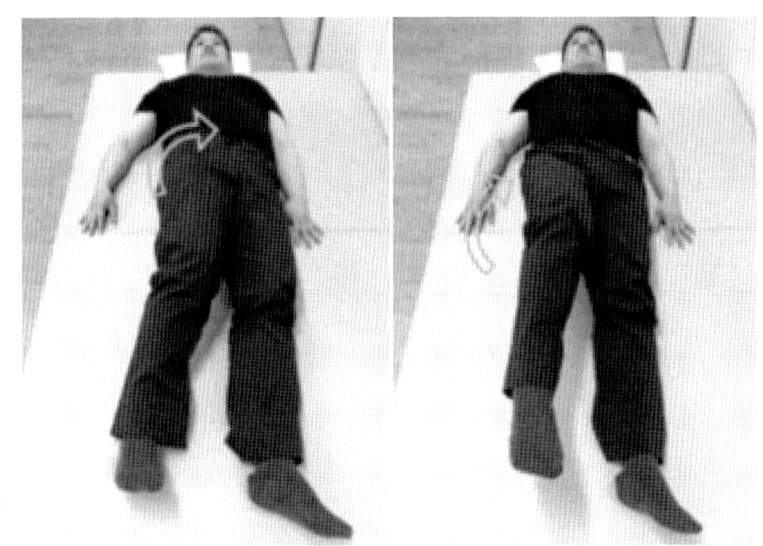

図 3.
術後患者に特徴的な骨盤を対側へ回旋させた臥位姿勢

嚥性肺炎の予防として必要であり，食後2時間を30°以上の座位を保つことで胃内容物の誤嚥を予防することができる[5]．しかし多くの症例で股関節痛が生じるため，ギャッチアップ座位は骨盤に代償を伴わせることが多い．患部の股関節屈曲が不十分のまま角度を付けると，骨盤が後傾し，仙骨部の褥瘡リスク増大につながるため，適宜クッションの利用や時間により体位変換し同一部位への長時間の圧迫を避ける必要がある．

4．筋力増強訓練

高齢者では加齢そのものによる退行性の筋力低下だけでなく，活動性低下の影響による廃用性の筋力低下が見られることが多い．そのため安静期間にも両上肢および健側下肢を中心に筋力訓練を行う必要がある．運動による疼痛に配慮し，股関節および膝関節に対しては等尺性訓練を中心に行う．患部周囲の可能なトレーニングとしてpatella setting(PS)を挙げる．PSは，大腿直筋に比較し内外側広筋の筋活動が高いトレーニングであり[6]，膝関節伸展筋力の維持につながる．

5．関節可動域訓練

患部以外の関節に対して拘縮予防の目的で行う．症例の多くは高齢者であり，患部以外の拘縮により術後のリハビリテーションの妨げにならないように実施する必要がある．患側下肢は痛みが出現しやすいが痛みのない範囲でしっかりと足関節などの可動域の維持に努める．

術後リハビリテーション

術後リハビリテーションの目的は，術後疼痛の緩和と機能回復，可能な範囲で移動能力の改善を図り食事摂取や排泄動作など一部のADL訓練を開始することである．

1．疼痛の緩和について

術後早期は痛みが強く，損傷部位の治癒と痛みを長引かせないことが重要である．この時期の理学療法は寒冷療法や侵害刺激に対する防御性収縮の軽減，必要に応じて医師との相談のうえ鎮痛剤による痛みのコントロールも必要である．

術後患者は疼痛を回避するために骨盤を対側へ回旋させた臥位姿勢をとることが多い(**図3**)．臥位で左右の殿部圧を触診するとわかりやすい．対側回旋すると，股関節屈曲運動時に股関節屈曲–外転–内旋の動作パターンを取りやすく，そのパターンは二関節筋である大腿筋膜張筋の過活動につながるため，クッションなどによる安楽肢位をとり二次性疼痛に配慮する必要がある．また，足関節のmuscle pumpingにより循環機能の改善と新陳代謝の亢進を狙い運動を実施していく[7]．患部を含めて安静を最小限にし，可能な範囲で運動療法を展開していく．

2．機能回復

手術により軟部組織は侵襲を受け機能回復には一定の期間を要す．Mooreによる基本的な術後回

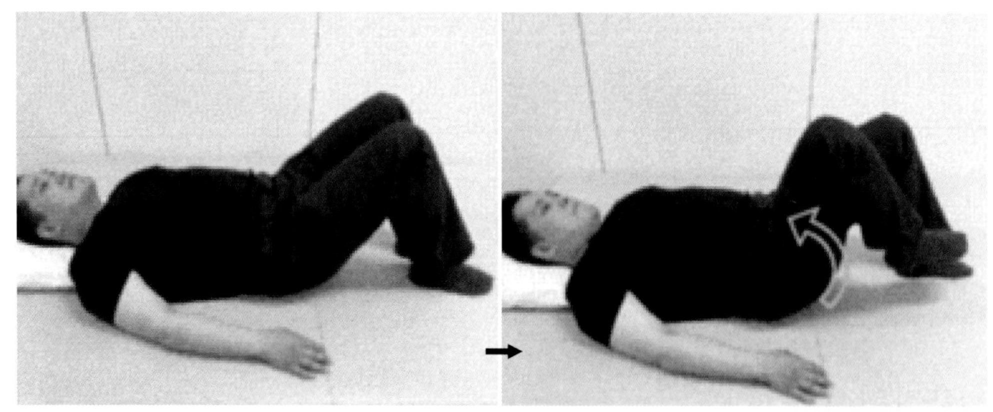

図 4. Knee up

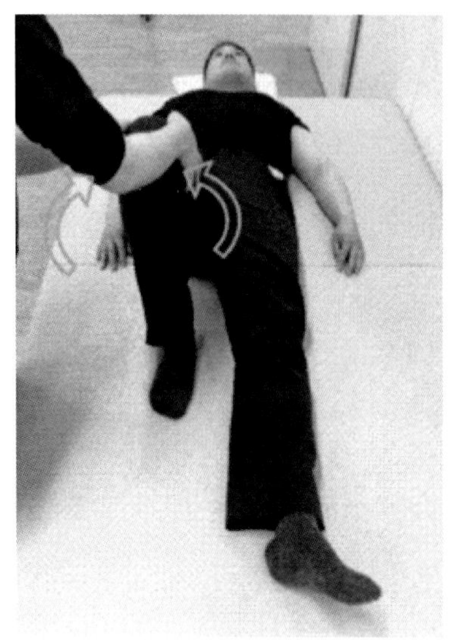

図 5. Short rotator exercise

復過程では，第 1 相にあたる傷害期または異化期(術後2～4日間)はバイタルサインとして発熱，心拍増加，尿量減少などといった理学所見[8]も見られるため運動療法には注意が必要である．糖代謝系の影響として，筋蛋白や脂肪は分解される時期であることを忘れてはならない．

第 2 相にあたる転換期は，同化期代謝に転じる(術後 5～14 日前後)時期である．臨床的には患者の精神的な活動も回復し，会話や食欲などが活発化してくる．創部痛の減少，血圧や脈拍の安定化，解熱，貯留していた余分な水分，Na は排出され尿量が多くなる[8]．この時期には理学療法による負荷量も少しずつ上げることができ，患側の股関節周囲の筋力向上と可動域拡大を図っていく．

1）筋力訓練

手術による関節求心性低下(腸腰筋，深層外旋六筋の機能不全)が結果として二関節筋の活動量増加につながり疼痛発生を誘発する．回復期以降の大腿骨頚部・転子部骨折例に対する疼痛は二次性疼痛が主体となるため[9]，同一作用を有する筋の中でも筋力発揮が困難となった筋を選択的に活動させ，活動が過剰となった筋の過活動を減じることが重要である．痛み次第ではあるが腸腰筋の収縮訓練として knee up(**図 4**)，深層外旋六筋の収縮訓練として short rotator exercise(**図 5**)など単関節筋の訓練を中心に実施する．術前に行っていた足関節の運動や PS は患部の負担が少なくトレーニングできる．回復期以降，疼痛が軽減している時期であれば大殿筋の訓練なども開始する．

2）可動域訓練

術式と病態により注意することは異なるが，術創部の痛みが残存する時期であり愛護的に訓練を行っていく．座位をとる機会が増えるため屈曲への可動域は維持されやすい．それに対して伸展の可動域は制限が残りやすい印象がある．大腿骨近位部骨折例の杖歩行の可否に股関節外転筋力が関連し[10]，伸展域での外転運動は中・小殿筋の収縮力に重要である．伸展可動域を確保することは後の外転筋力にも影響することが考えられる．この時期の伸展可動域拡大は大腿直筋や大腿筋膜張筋，縫工筋といった大腿前面筋の過活動を抑制しておくことが重要であり，拮抗筋抑制を狙った

PSや股関節伸展運動を自動運動で行うとよい．

3．移動能力およびADL訓練時の留意点

過度な術後の安静臥床はDVTの発生リスクや廃用症候群など二次的障害につながりかねない．痛みに応じて少しずつ離床機会を増やしていくことが大切であり，術後の整復状態と痛みの軽減次第で平行棒内や歩行器による歩行訓練を開始する．また，端座位や車椅子乗車による食事摂取時の離床や排泄動作などADL範囲も拡大していく．その際に荷重時期や脱臼リスクなど，術式と病態により留意点が異なることを理解しておく．

1）大腿骨頚部骨折

大腿骨頚部骨折はGarden分類Ⅰ～Ⅳ型に分類され，Ⅰ～Ⅱの非転位型とⅢ～Ⅳの転位型に分類される[2]．

a）非転位型（Garden Ⅰ～Ⅱ型）：Ⅰ～Ⅱ型ではcannulated cancellous screw（CCS）やsliding hip screw（SHS）といった内固定（骨接合術）が選択される[11]．これらはラグスクリューが骨頭を固定し，遠位骨片はプレートで固定するタイプのインプラントである．内固定は低侵襲であり大腿骨骨頭壊死を併発しなければ難渋するケースは少ない印象がある．荷重により骨折部が圧着される場合は荷重が骨癒合を促進するが，骨癒合が得られない場合は荷重時期を医師と検討しなければならない．

b）転位型（Garden Ⅲ～Ⅳ型）：Ⅲ～Ⅳ型では人工骨頭置換術（BHA）と全人工股関節置換術（THA）が選択される[11]．BHA，THAにおいて一番のメリットは術後早期から荷重が可能である．そのため痛みに応じて起立訓練や歩行訓練が早期に可能となる．しかし脱臼に対して注意する必要があり術式によって予防方法が異なる．後方アプローチを行った場合には股関節屈曲・内転・内旋，前方アプローチでは股関節伸展・内転・外旋で脱臼しやすい．関節包や軟部組織の侵襲を考えると後方アプローチでは後方脱臼，前方アプローチでは前方脱臼が多い[12]．しかしインピンジメントが生じれば前方・後方脱臼いずれも起こり得る可能性があり，前方アプローチによる後方脱臼の報告例も存在する[13]．

2）大腿骨転子部骨折

大腿骨転子部骨折の分類はEvans分類やJenssen分類を多く見る．Evans分類ではgroup 1～2が安定型，group 3～4の不安定型に分類され，Jenssen分類ではtype Ⅰ～Ⅱを安定型，type Ⅲ～Ⅵを不安定型に分類される[2]．

a）安定型：大腿骨頚部骨折と同様，SHSのほかに，γネイルやproximal femoral nail antirotation（PFNA）といった髄内釘が選択される[11]．大転子先端から遠位骨片を髄内釘で固定した後にラグスクリューで骨頭を打ち込む方法である．大腿骨頚部骨折と違い，大腿骨転子部骨折は骨癒合が得られやすく，荷重により骨片間を圧着させ，安定性と骨癒合の促進を促すテレスコーピング機能を有する．過度な荷重や回旋ストレスは再骨折やスクリューのカットアウトなどの固定部位のトラブルを引き起こす可能性がある[14]．

b）不安定型：安定型同様，γネイルやPFNAといった髄内釘が選択される．良好な整復位が得られ内固定材が適切に設置された例では，早期から荷重歩行訓練が可能な例もある．

不安定型の骨片転位として大転子（Jenssen分類type Ⅲ，Ⅴ）と小転子（Jenssen分類type Ⅳ，Ⅴ）に着目する[15]．大転子には中・小殿筋，深層の外旋筋群，外側広筋など多くの筋が付着し，小転子には腸腰筋が付着する．これらの筋の早期の収縮訓練は骨転移を進行させる恐れがある．また腸腰筋の筋力低下を予測し大腿直筋による股関節屈曲を代償するような筋活動も考慮する必要がある．整復状態や内固定材，骨強度など条件の良くない症例では，定期的な画像検査により骨折部の安定性を確認したうえで慎重にリハビリテーションを進めていかなければならない．

まとめ

多くの症例は高齢者であり，治療は合併症との戦いであると言っても過言ではない．急性期リハビリテーションは疼痛の緩和および病態と術式に合わせたリスク管理に留意しながらADLを向上させ，回復期リハビリテーションへの基盤をつくることが重要なポイントである．症例の背景や現在の状態から得られる多くの情報の中から，理学療法士は最適なリハビリテーションを行うことが求められる．

文　献

1）萩野　浩：大腿骨近位部骨折と骨粗鬆症．*MB Med Reha*，**197**：11-15，2016.
Summary 大腿骨近位部骨折についてわかりやすく解説してある文献．
2）日本整形外科学会診療ガイドライン委員会，大腿骨頚部/転子部骨折診療ガイドライン策定委員会編，大腿骨頚部/転子部骨折診療ガイドライン 2021改訂第3版，南江堂，2021.
3）高木理彰ほか：高齢者の大腿骨頸部骨折と深部静脈血栓症．総合リハ，**32**(10)：927-933，2004.
4）石井政次ほか：DVT予防のための大腿静脈流速からみた血流改善の比較．*Hip Joint*，**27**：557-559，2001.
5）海老原孝枝，海老原　覚：誤嚥性肺炎(予防を含む)の運動療法・食事療法．特集運動療法・食事療法のエッセンス．治療，**105**(5)：587-591，2023.
6）Soderberg GL, et al：Electromyographic analysis of knee exercises in healthy subjects and in patients with knee pathologies. *Phys Ther*, **67**：1691-1696, 1987.
7）和才嘉昭：疼痛に対する運動療法—痛みとその対策．理療と作療，**10**(12)：1125-1135，1976.
8）石河隆敏ほか：手術後の回復過程．外科，**69**(7)：817-822，2007.
9）片岡英樹ほか：大腿骨近位部骨折術後の痛みの発生状況に関する調査　歩行自立度別の検討を加えて．理学療法学，**38**(Suppl 2)：1-53，2011.
10）川端悠士ほか：大腿骨近位部骨折術後例における杖歩行の可否・歩行速度を決定する可変的要因の検討．理学療法学，**41**(6)：347-354，2014.
11）冬木寛義：大腿骨頸部骨折患者の術後訓練における留意点．総合リハ，**26**(7)：635-640，1998.
12）松原正明：人工股関節全置換術—現在よく用いられている外科進入法の特徴とリハビリテーションの注意点．*J Clin Rehabil*，**27**：874-882，2018.
13）Haynes JA, et al：Direct Anterior Approach for Primary Total Hip Arthroplasty Lowers the Risk of Dislocation Compared to the Posterior Approach：A Single Institution Experience. *J Arthroplasty*, **37**(3)：495-500, 2022.
14）大隈　暁，畠山英嗣：大腿骨近位部骨折における分類と手術法について．作療ジャーナル，**55**(12)：1355-1360，2021.
Summary リハビリテーションで考慮すべき整形外科的リスクについて解説してある．
15）Jensen JS, Michaelsen MM：Trochanteric femoral fractures treated with McLaughlin osteosynthesis. *Acta Orthop Scand*, **46**(5)：795-803, 1975.

MB Med Reha **No.295**：**38-44**, 2023

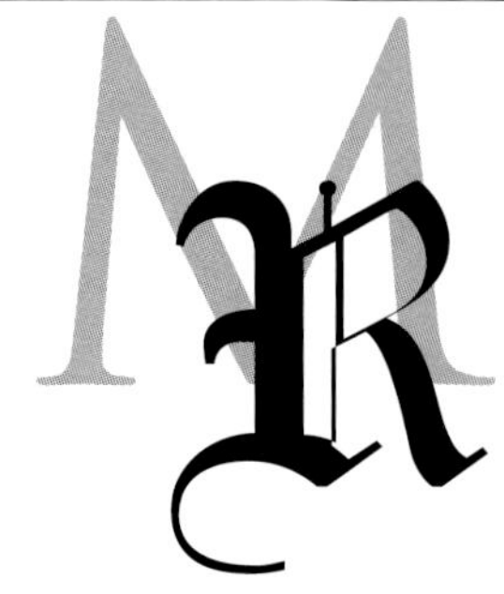

特集／ここまでやろう！大腿骨近位部骨折の包括的リハビリテーションアプローチ

回復期リハビリテーション病棟作業療法士における生活指導のポイント
―歩行獲得後の在宅復帰を目指した関わりについて―

森　亮太[*1]　廣江理沙[*2]

Abstract　大腿骨近位部骨折患者の在宅復帰を目指した回復期リハビリテーション病棟作業療法士における生活指導のポイントを4つに分けて述べる．

生活指導の重要なポイントとして1つ目は病棟での身の回りの日常生活動作から訓練を展開する．2つ目は家事動作などの在宅生活を見据えた環境下での応用動作訓練を行う．3つ目は訪問による家屋評価を行い情報収集，環境調整，住宅改修，福祉用具の提案を行う．4つ目は退院後の社会参加支援や介護サービス介入の提案である．

これらの4つの生活指導のポイントを実施していくためには，まず患者の骨折に至った背景因子である性格，既往歴，生活背景などを細かく情報収集し患者を理解することが重要である．知り得た情報を基に作業療法士が家屋評価，定期的なカンファレンス，家族の協力や理解を促す役割を担っていくことで，在宅復帰を目指すための具体的な訓練内容を行うことができると考える．

Key words　大腿骨近位部骨折(hip fracture)，回復期(recovery period)，生活指導(life guidance)，在宅復帰(home return)

はじめに

回復期リハビリテーション病棟とは，脳血管系疾患または大腿骨頚部骨折などの整形外科疾患患者に対して日常生活動作の向上による寝たきりの防止と在宅復帰を目的にしたリハビリテーションを集中的に行うための病棟であり，回復期リハビリテーションを要する状態の患者が常時8割以上入院している病棟とされている[1]．

2021年の回復期リハビリテーション病棟協会の報告によると回復期リハビリテーション病棟の入棟患者の疾患割合は，整形外科系疾患が脳血管系疾患を2017年以降逆転し，2020年では脳血管疾患(45.1％)を整形外科疾患(46.8％)が上回る傾向となっている．これは高齢化の影響が示唆されており平均年齢は脳血管系では73.3歳，整形外科系では80歳となっている．また，入院時の認知症日常生活自立度でも約6割の患者が認知症を有する状態であると言われている[2]．

大腿骨頚部骨折に関しては2007年の調査で発生患者数が15万人に迫ると報告[3]されており，高齢者人口が増加する諸外国や地域で発生数が増加することが危惧されている[4]．そのため作業療法士(occupational therapist；OT)が今後介入する機会が増えていくことは容易に想像できる．

今回は，大腿骨近位部骨折患者の回復期リハビリテーション病棟における生活指導のポイントについて解説していく．また，症例提示では在宅復帰を目指した歩行獲得後の患者を症例として，当院でのOTの関わりについて紹介することとする．

[*1] Ryota MORI，〒683-0853 鳥取県米子市両三柳1880　博愛病院リハビリテーション部，作業療法士
[*2] Risa HIROE，同

表 1. ベッド周囲動作自立患者の動作確認表の例

○○様	＜動作確認表＞
起　居	自　立
移　乗	自　立
移　動	自室内杖歩行自立 病棟内杖歩行見守り
排　泄	日中：自室内トイレ自立 夜間：ポータブルトイレ自立
安全対策	L 字介助バー終日開放 右側 2 点柵
個々に必要な動作	靴着脱は靴ベラ使用，靴下はソックスエイド使用 禁忌肢位：右股関節過屈曲　屈曲＋回旋

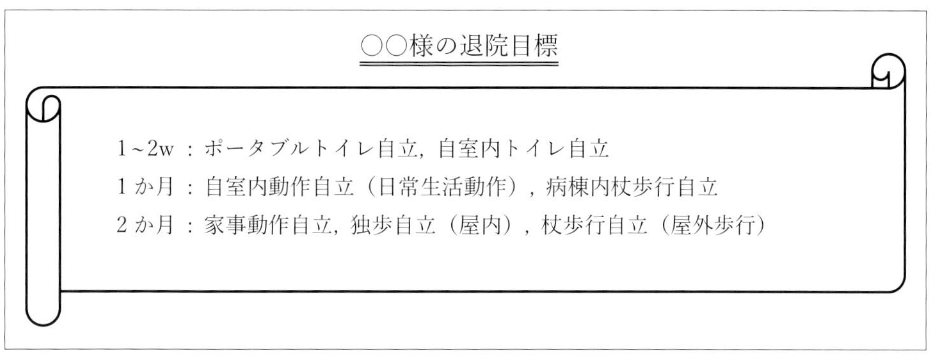

図 1. 退院までの 2 か月間の退院目標表の目標設定記入例

生活指導における 4 つのポイント

1．日常生活動作の評価・訓練

日常生活動作(activities of daily living；ADL)に対する作業療法は，食事・整容・更衣・排泄・入浴など生活の基本となる動作の獲得に向け，作業療法室にてSAKAImedのADLシミュレーションを用いた機能訓練・模擬的訓練を行いながら病棟にて実際の場面で行う実践訓練と並行させている．

当院では，医師の指示の下で看護師・理学療法士(physical therapist；PT)・OT が動作評価を行い協議し動作確認表(**表 1**)と退院目標表(**図 1**)をベッドサイドに掲示[5]している．

動作確認表を用いることで，担当者だけでなくスタッフ全体が一目で安静度や動作レベルを把握することに役立っている．また，退院目標表は患者とスタッフ間での具体的な退院までの目標と課題を明確にすることができている．

ADL 変更の際には適宜病棟スタッフにデモンストレーションを行い介助方法の統一やベッド周囲の環境調整を行うようにしている．

当院では，人工股関節術後患者に対して急性期病棟 OT 介入時から動作指導パンフレット(**図 2, 3**)を 2 部に分けて配布している．1 部目はベッド周囲を中心とした動作指導内容，2 部目は入浴動作など病棟で行う動作や在宅に向けた応用動作の内容である．また，浴槽内台やシャワーチェアなどの福祉用具や靴下の着脱に必要なソックスエイドなどの自助具の紹介もしている．動作指導パンフレットを用いた教育指導や ADL シュミレーションを用いた入浴動作の練習により病棟での入浴や在宅に向けた動作練習として安全で効果的に行うことができている．

靴下を履く動作(ソックスエイド)

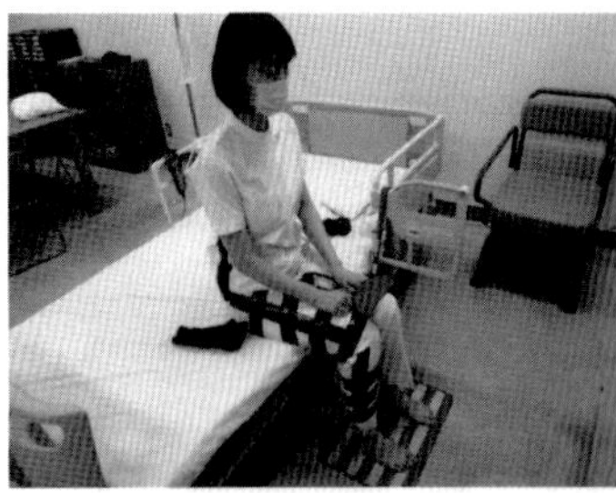
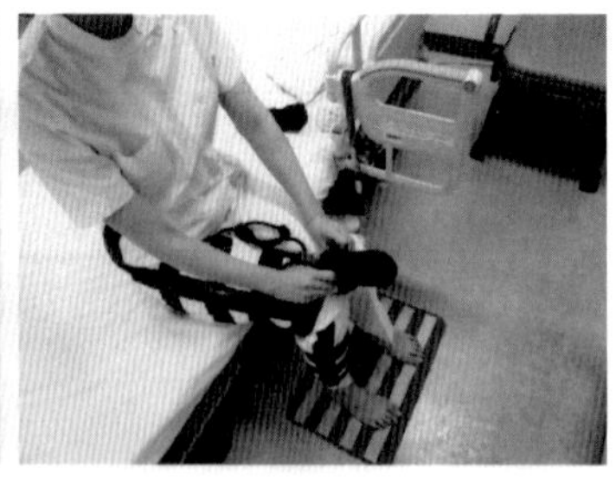

靴下を履く際は、必ずソックスエイドを使用するようにしてください。

ソックスエイドに靴下を入れる際は、足で挟むと行いやすいです。

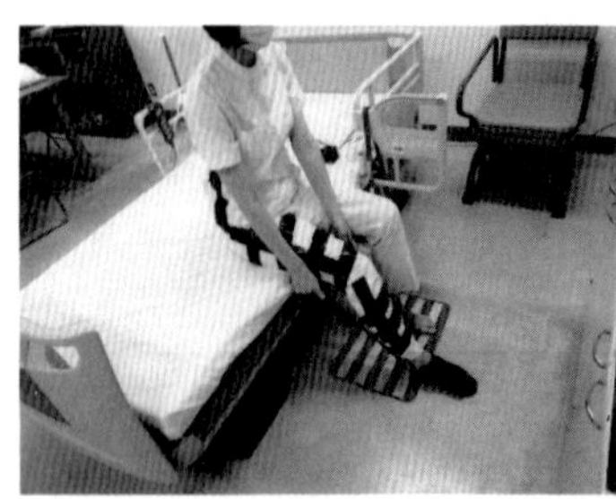
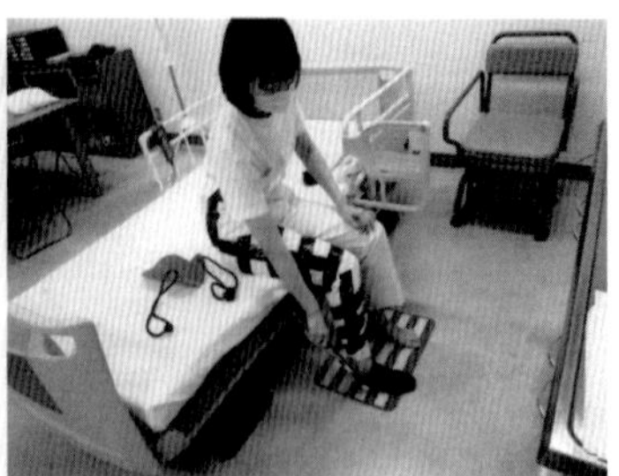

靴下を履く時に、靴下をつま先で押さえてください。

靴下を上げる際は、手でなく火バサミを使用するようにしてください。

図 2. 動作指導パンフレット1部目．ベッド周囲動作(靴下の着脱)

リハビリテーション介入時以外の取り組みとしては，病棟スタッフによるリハビリテーションを週3回を目安に5分程度行っている．内容は，転棟1週間後以降にPT・OTが考えた現状の動作レベルに合わせた訓練内容を実施するような取り組みを行っている．

2．家事動作などの応用動作の評価・訓練

家事動作などの応用動作練習に移行する時期の目安として，退院後の歩行手段がおおよそ決定してくる時期をPTと相談してから開始している．決定した歩行手段に合わせて個々の生活様式や家庭内の役割の動作となる調理・掃除・洗濯・買いものなどの応用動作訓練を行っている．

訓練内容のポイントとしてまずは作業工程内容を区切りながら行うことから開始する．調理訓練を例に挙げると炊飯，食材や調理器具の準備，運搬，食材を洗う，包丁で切る，焼く，皿洗いなどである．患者によっては作業工程において脱臼肢位にも注意が必要であるため前述した動作指導パンフレットを用いながら行っている．

立位動作の耐久性が向上してくると実践練習として当院のOT室で調理訓練を行っている．一連の作業活動を患者の状態に合わせた時間設定にて行い，最後まで安全に行うことができるのか評価を行うようにしている．

屋外歩行などの訓練が始まり歩行が安定してくると，対象者に合わせてショッピングリハビリテーションを実施している．内容は徒歩や公共交通機関であるバスを利用して，当院から300 m程度離れた近くのスーパーマーケットに行くこと．ショッピングリハビリテーションはスーパーマーケットにたどり着くことだけが目的ではなく，店内での高さの違う棚から商品を取る，買い物かごやショッピングカートで商品を運ぶ動作などがどの程度可能かということに着目している．

入浴動作(浴槽またぎ)

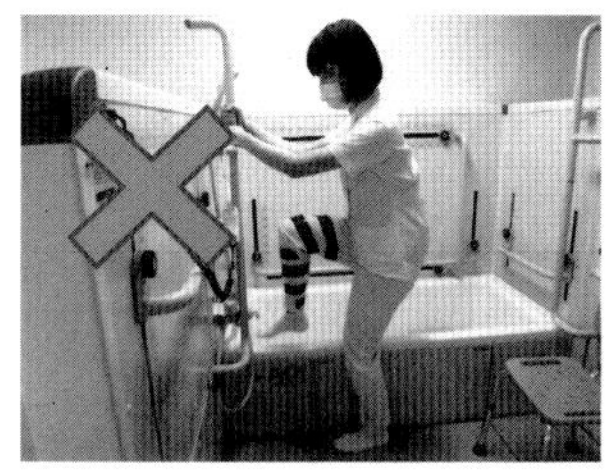

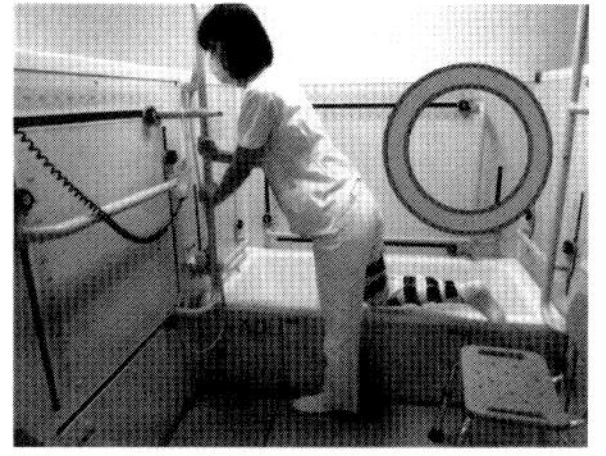

浴槽をまたぐ際は、股関節ではなく膝を曲げるようにしてください。

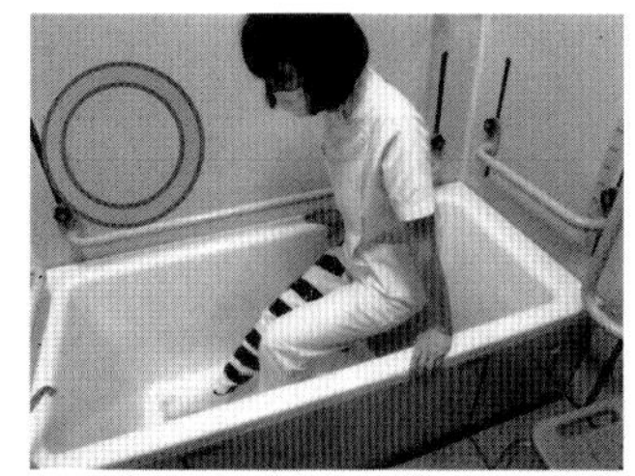

浴槽内に座るときは、手術した足(患側)を伸ばして座るようにしてください。

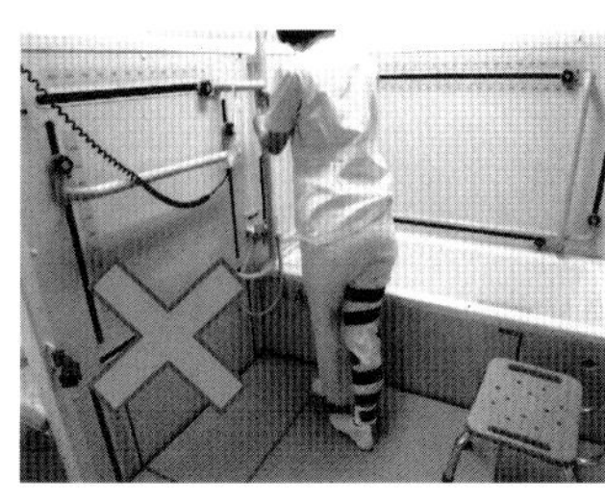

浴槽から出る際に、足が写真のように交差しないように幅をとって出入りしてください。

図 3. 動作指導パンフレット2部目．応用動作の例(入浴動作)

3．訪問による家屋評価

患者の情報収集において自宅で転倒した場合では発生場所に対して段差の解消や手すりの設置，動線の変更提案などを行うことで再転倒予防を図ることが必要[6)7)]である．

当院では在宅復帰を希望する患者の家屋評価を2～3回行っている．1回目は転棟後7日以内に行い担当療法士，医療ソーシャルワーカー(medical social worker；MSW)で自宅訪問を行い住居の写真，計測，動線の確認，家族の希望を聴取(改修希望の有無，配置や家具の移動は可能かなど)する．2回目は，本人同行で家屋訪問を行い，実際に動作を評価，必要に応じて環境調整，改修，福祉用具の提案を業者や福祉用具専門相談員と相談しながら進めていく．3回目は，環境調整後に最終確認として一通りの動作確認を行うようにしている．

複数回家屋評価を行うことで，患者・家族・スタッフ間の情報共有を明確にできることやリハビリテーションの進捗状況を把握することができるためキーパーソンや同居家族が安心されることも多い．

在宅環境の変更や改修において注意しておきたいことがある．在宅は対象者が今後も過ごす重要な生活拠点であるということである．医療従事者は，転倒リスクなどの安全性を重視した提案に偏ってしまう傾向にあるが，患者や家族の同意や思いを傾聴し1つ1つ確認したうえで進めていき，患者との関係性や安全性を保つ必要がある．そのためにも，カンファレンスなどで改めて在宅環境の変更や改修の必要性を説明することや複数回家屋評価を行うことが望ましいと考えている．

4．退院後の介護サービス調整・社会参加に向けた介入

当院では，退院までに3～4回程度カンファレンス(転棟時・定期・合同・退院前)を行っている．

患者の状態や時期に合わせて適宜カンファレンスを行いながら退院後の在宅生活を見据えた介護サービス提案も必要となる．ホームヘルパーの導入やデイサービス利用の開始や通所リハビリテーションなどを継続することで身体・精神機能維持，活動と社会参加につなげていく必要がある．

サービス内容の調整に関しては，カンファレンス時に医師・看護師・PT・OT・MSW・本人・家族・ケアマネジャー・各福祉サービス担当者で行う．その場で対象者の性格や生活背景，動作レベル，注意点，希望などの情報共有を行い家屋評価の時期，退院時期の決定や退院後の介護サービス調整なども行っている．

高齢者の社会参加に向けた介入は身体機能だけでなく高齢化による認知機能低下予防や再入院予防の観点としても考えていく必要がある．また，就労支援に関しても退院後に外来リハビリテーションを継続することで仕事内容に合わせた介入を行っている．

症例提示

症　例：A 氏，70 代女性

X 年 Y 月 Z 日，洗濯物のかごを両手で持ち移動している際に，勝手口の段差につまずき転倒．当院へ救急搬送された．右大腿骨頚部骨折診断，Z+5 日に右人工骨頭置換術施行，既往歴は高血圧症であった．Z+15 日に回復期リハビリテーション病棟へ転棟．入院前は ADL 自立，家事のほとんどを行い，趣味は家庭菜園，夫と 2 人暮らしであった．明るく社交的な性格．介護保険なし．本人の希望は「杖なしで歩けるようになりたい，家事や家庭菜園もできるようになりたい」，夫の希望は「身の回りのことと，料理ができるようになって欲しい」であった．

転棟時現症：身体機能面は，徒手筋力テスト(manual muscle testing；MMT)右下肢 3，左下肢 5，関節可動域(range of motion；ROM)右股関節屈曲 70°，股関節屈曲時に創部に痛みあり．痛み：(visual analogue scale；VAS)4．ADL に関しては機能的自立度評価(functional independence measure；FIM)値 88 点，起居動作や移乗は見守り，移動は車椅子全介助，食事はデイルームにて車椅子座位で自己摂取，排泄はポータブルトイレを使用して見守りにて可能，下衣更衣は一部介助，入浴はシャワー浴一部介助．認知面機能面は，長谷川式簡易知能評価スケール(Hasegawa dementia scale-revised；HDS-R)29/30 点．

主治医と相談し，OT の介入方針は関節可動域訓練や筋力増強訓練，バランス訓練にて身体機能の改善を図り，禁忌肢位に注意しながら安全な ADL や家事動作が獲得できること，必要に応じた環境調整や福祉用具の提案，介護保険サービスの提案を行うこととした．回復期リハビリテーション病棟の入院期間は 2 か月の予定として介入を開始した．

介入経過：介入開始～2 週間は，ポータブルトイレでの排泄自立に向けて開始した．両手での下衣操作時に立位が安定するために立位での下衣操作練習や立位でのリーチ動作訓練を実施，終日ポータブルトイレ自立となった．自室内トイレでの実動作練習も開始，病棟スタッフ(看護師，介護福祉士)へ歩行器歩行とトイレ移乗のデモンストレーションを行い，見守りでの自室トイレ歩行開始となった．下衣更衣は動作指導パンフレット 1 部目を用いて火バサミ，靴ベラ，ソックスエイドを使用して行う方法を習得し，自立となった．食事はデイルームへ歩行器歩行で移動し行うこととなった．

転棟後すぐに OT と MSW で初回家屋訪問を実施，いくつか課題となる点が挙げられた．玄関の上がりかまちが 30 cm で手すりがない．洗濯干し場や畑へ行くための勝手口に 20 cm の段差が 2 段あり手すりがない．日中は居間のこたつに入って過ごすことが多い．浴室には入口と浴槽に手すりはあるが風呂椅子の高さが 30 cm である．解決のためには動作練習や環境調整が必要になることを主治医，看護師，PT，MSW と共有した．夫からは玄関や勝手口の段差での転倒が心配なため必要であれば手すりを設置してほしいという希望が聞かれたため介護保険を新規申請することとなった.

2週間〜1か月：自室内での移動が歩行器歩行自立となり，自室内のトイレ排泄も終日自立となった．洗体動作自立に向けて動作指導パンフレット2部目を用いて，シャワーチェア座位での下肢洗体動作練習を行い，実際の入浴でも禁忌肢位を考慮し安全に行うことができていたため，シャワー浴は自立となった．杖歩行練習開始となったタイミングで家事動作に向けた応用動作練習も開始となった．また，病棟スタッフによるリハビリテーションにおける見守りの下，週3回病棟内を杖歩行にて1周(60 m)するプログラムが開始となった.

1か月〜2か月：病棟内杖歩行が自立となった．浴槽入浴に向けた動作練習をADLシミュレーターにて行い，実際の入浴場面での浴槽入浴を開始．浴槽移乗は禁忌肢位を守れており問題なく動作可能となったため自立となった．家事動作は自宅環境に合わせた洗濯物干し動作，掃除動作，調理動作の練習を実施．調理動作の課題として，30分程度の立位動作が疲労なく行えること，キッチンでの方向転換や食材などを運ぶ際の歩行の安定が挙げられた．そのため，実際の調理動作訓練以外のプログラムとして，立位保持30分間で行う机上活動(塗り絵や折り紙)，前後左右のステップを伴う方向転換練習，洗濯かごや調理器具を片手や両手で持ち運ぶ練習を実施した．その後，立位の耐久性やバランス能力も改善し自宅での動作も可能と判断した.

床上動作は，こたつの利用を想定しながら禁忌肢位に注意した立ち上がりや着座が可能となった．PTにて段昇降練習を実施し，手すりを使用すれば20 cmの段昇降が安全に行えるようになった.

転棟後1か月が経過し医師，看護師，OT，MSW，本人，夫，ケアマネジャーが参加する合同カンファレンスを開催した．経過報告や玄関や浴室など必要と考え得る環境調整について話し合った．数日後，本人同行の家屋訪問を行い，車の乗降や玄関までの歩行，玄関の上がりかまち昇降や家屋内の歩行，トイレ移乗や浴槽移乗，キッチンでの動き方や勝手口からの出入り，退院後の生活を想定したこたつでの床上動作の確認を行った.

環境調整が必要な箇所として，玄関の上がりかまち30 cmの段昇降は困難なため，15 cm段のステップ付き置き型両手手すりをレンタルすることとなった．入浴時に風呂椅子30 cmよりもシャワーチェアがあると立ち上がりがスムーズに行え，股関節の過屈曲も制限できることから座面の高さが42 cmに調整でき，ひじ掛けと背もたれのあるものを提案し，ケアマネジャーへ依頼した．勝手口の段差には手すりが必要と判断したため業者と設置位置を相談，本人と夫の了承を得て，退院までに手すり設置の改修が行われた．また，今回の受傷契機となった洗濯物かごを持った移動は片手で持てる洗濯かごで行うように本人と夫に指導した．トイレと浴室の掃除は動作的には可能なレベルだが，退院直後は入院前と比べると耐久性が低く，家事動作全般を行うと疲労が生じやすく転倒につながることも考えられた．そのため，本人の家事優先順位度を確認しトイレと浴室の掃除は当面は夫の協力を得ることができた.

入院中に介入できなかった趣味の家庭菜園の再開についてはケアマネジャーと相談し，訪問リハビリテーションでのフォローを提案したところ，本人と夫も希望されたため，1回／週実施することとなった．訪問リハビリテーションでは独歩や屋外歩行，トイレと浴室の掃除再開に向けた介入も併せて依頼した.

転棟後2か月現症：MMT 右下肢4，左下肢5，ROM：右股関節屈曲90°，痛み：VAS 0，FIM：123点(減点項目：下衣更衣6，移動6，階段6)．移動は，家屋内では独歩や伝い歩きにて自立，屋外は杖歩行にて300 m可能となったが，屋外独歩では疲労感や距離が伸びてくるとふらつきが出現しやすいため杖でのゴールとなった．退院前日に退院前カンファレンスを開催，合同カンファレンスの参加者に加え，福祉用具専門員，訪問リハビリテーションスタッフであるOTが参加して，入院中の経過報告や退院後の環境調整，介護保険サービスについて最終確認を行い退院可能となった．

おわりに

今回，大腿骨近位部骨折患者へのOTの関わりについて当院での内容を基に解説を行った．症例提示では，前述した生活指導における4つのポイントを踏まえながらOT視点で解説ができた．今後のOTについての理解の一助となれば幸いである．

今回は，あまり触れなかったが認知症を有する整形疾患患者が増加していくことも考えておく必要がある．認知症の大腿骨近位部骨折患者においては，生活の活動範囲拡大に伴い脱臼リスクや転倒リスクが増加しやすい傾向にあるが，リスクばかりに目を向けるのではなく患者にとって必要な作業活動をどこまで許容していくか，OTは評価や訓練を継続しながら熟考していくことが必要である．そのためには主治医との密な連携と関わる周囲の協力や理解が得られるように作業療法を展開していく必要があると感じている．

文　献

1）近藤国嗣：回復期リハビリテーション病棟における作業療法の動向．OTジャーナル，**55**(10)：1114-1123，2021．

2）回復期リハビリテーション病棟協会編：回復期リハビリテーション病棟の現状と課題に関する調査報告書　令和2年(2020年)版，回復期リハビリテーション病棟協会，2021．

3）Orimo H, et al：Hip fracture incidence in Japan：Estimates of new patients in 2007 and 20-year trends. *Arch Osteoporos*, **4**(1-2)：71-77, 2009.

4）Hagino H：Fragility fracture prevention：review from a Japanese perspective. *Yonago Acta Med*, **55**(2)：21-28, 2012.

5）大高洋平ほか：動作能力の評価と活動性向上システム．大高洋平編，回復期リハビリテーションの実践戦略　活動と転倒―リハ効果を最大に，リスクを最小に―，42-51，医歯薬出版，2016．
Summary　活動と転倒を軸にその思考をいかに練り上げ，臨床現場に落とし込むかという葛藤の結果が示されたものである．

6）日本整形外科学会診療ガイドライン委員会，大腿骨頚部/転子部骨折診療ガイドライン策定委員会編，大腿骨頚部/転子部骨折診療ガイドライン2021 改訂第3版，南江堂，2021．

7）井上靖悟ほか：大腿骨近位部骨折患者に対する回復期リハビリテーション．総合リハ，**46**：1149-1154，2018．
Summary　活動を最大化すると同時に，活動に伴うリスクを最小にする視点が大切であると述べている．

MB Med Reha No.295：45-50, 2023

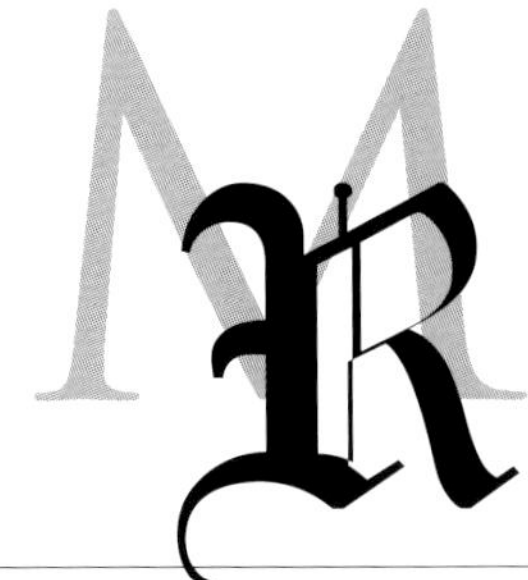

特集／ここまでやろう！大腿骨近位部骨折の包括的リハビリテーションアプローチ

大腿骨近位部骨折患者への言語聴覚士の関わり

藤本憲正*

Abstract　高齢者の人口増加が進み，大腿骨近位部骨折と術後の合併症として誤嚥性肺炎が増えている．大腿骨近位部骨折と摂食・嚥下障害は直接的な関係はなく，基礎疾患を多く持つなどの背景要因によってフレイル・サイクルが進み，その結果，大腿骨近位部骨折や摂食・嚥下障害をきたす．大腿骨近位部骨折の患者は術後の食事開始前後から摂食・嚥下障害が増悪している可能性があり，誤嚥性肺炎予防への取り組みが必要と考えるが，疾患に対する対応が主体となる近年の診療報酬体系では，誤嚥性肺炎のリスクが高い摂食・嚥下障害者への早期対応が遅れる可能性がある．今後の取り組みとして，大腿骨近位部骨折患者の摂食・嚥下障害の予測精度を上げるスクリーニング検査，術後早期から専門的な介入による適切な食事形態や姿勢を含めた環境調整などの対応が必要と考え，運動器疾患も医師の指示のもと看護師と言語聴覚士の連携が図れるような体制が必要と考える．

Key words　大腿骨近位部骨折(hip fracture)，摂食・嚥下障害(dysphagia)，言語聴覚士(speech-language-hearing therapist)，誤嚥性肺炎(aspiration pneumonia)

はじめに

成人を対象とした施設における摂食・嚥下障害のリハビリテーションは，大腿骨近位部骨折の患者も対象となることがしばしばある．大腿骨近位部骨折と摂食・嚥下障害は無関係のように思えるが，手術前後の誤嚥性肺炎は高齢化社会における我が国において少なくない．しかし，臨床の現場では，この事実に対する取り組みは不十分である．今回，急性期運動器疾患に対して言語聴覚士が介入する意義について述べる．

疫　学

1．大腿骨近位部骨折

高齢者の骨折のうち大腿骨近位部骨折の発生は，2012年の調査で17万人，年代別では85歳以上から増加し，男女比は女性が多い．将来の人口推計は，2040年には大腿骨近位部骨折の年間新規患者数は32万人に達するとされ，大腿骨近位部骨折の患者が増えることが予想される[1]．

2．摂食・嚥下障害

大腿骨近位部骨折の術後合併症としては肺炎が最も多く，3.2～9.0%とされ[2]，肺炎のうち摂食・嚥下障害を認める患者は40%とその頻度は高い[3]．これらを先に述べた2040年に当てはめると，実に約4,000～11,000人程度は摂食・嚥下障害を認めることになり，看過できない．

通常，整形外科領域である大腿骨近位部骨折のような運動器疾患によって摂食・嚥下障害が起こることはない．しかし，調べていくと様々な背景要因によって摂食・嚥下障害をきたしている．

背　景

成人を対象とした急性期の臨床において，言語

* Norimasa FUJIMOTO，〒710-0826 岡山県倉敷市老松町4丁目3-38　倉敷平成病院リハビリテーション部言語聴覚科，課長/言語聴覚士

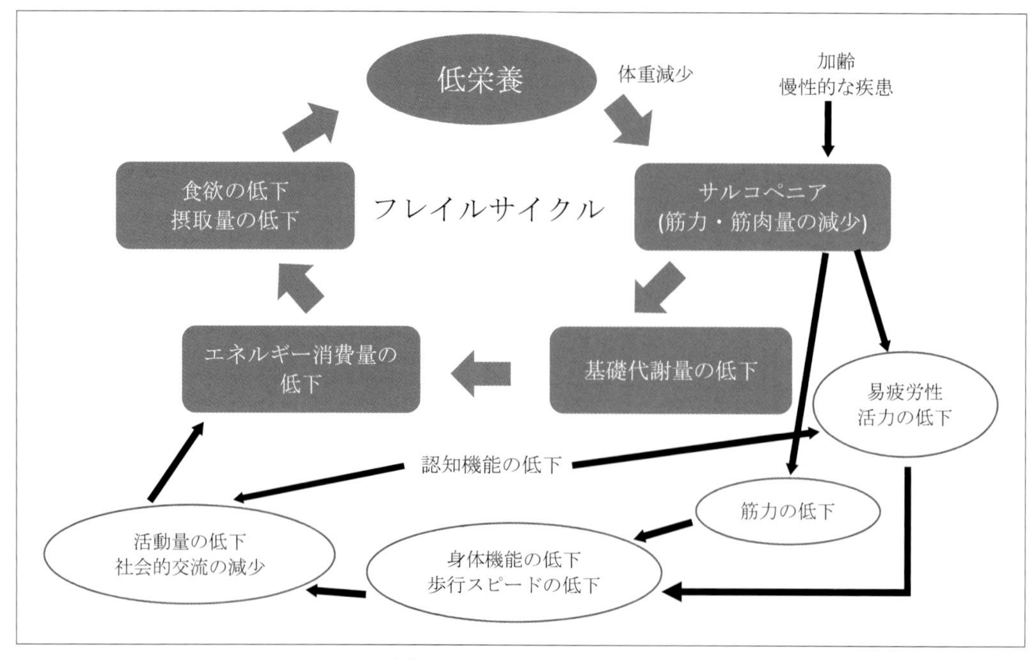

図 1. フレイルサイクル

（文献 7 より引用）

聴覚士の介入となる患者は脳卒中が多い．当然のことながら，認知機能障害や発声発語器官の運動障害によって摂食・嚥下障害が生じる可能性が高いためである．次に，呼吸器疾患など内科疾患や認知症，パーキンソン病などの変性疾患が多い．これらも慢性的あるいは徐々に摂食・嚥下障害を認めるからである．他に精神疾患，消化器疾患や薬剤性などによるものである．

大腿骨近位部骨折のような運動器疾患の患者を調べてみると，実はほとんどの患者は上記で述べたような既往を持つ場合が多く，合わせて発声発語器官を含めた全身の筋力が低下している．大腿骨近位部骨折術前後と誤嚥性肺炎の関係について調べた先行研究も，中枢神経疾患，精神疾患の既往，低栄養，入院から手術までの期間などを危険因子としている[4)~6)]．これは，中枢神経疾患などの既往を持つ高齢者は，摂食・嚥下障害による誤嚥性肺炎と大腿骨近位部骨折の双方のリスクが高い，フレイルとなっている状態が多いとされ，大腿骨近位部骨折のような運動器疾患の摂食・嚥下障害への対応は近々の課題と言える．

1．フレイル

高齢者における大腿骨近位部骨折患者は，上記で述べたような既往や心身状態によって入院前からすでにフレイル・サイクルが始まり，サルコペニアが進行し，その結果として転倒し骨折に至ることが多く，その後に摂食・嚥下障害が顕在化していく．ここでフレイルとは，加齢により心身の活力が徐々に低下した状態を意味しており，フレイル・サイクルは，栄養とサルコペニア（筋肉減弱症）の悪循環を表す（**図 1**）[7)]．すなわち，疾患などで活動量が低下すると，食欲がなくなり，低栄養となり，サルコペニアが進むことを繰り返す．近年はオーラル・フレイルという用語もあり，「咀嚼」「嚥下」「話す」などの器官である口腔・咽頭機能が体幹機能と同じく低下していく．さらに，高齢者は術後に廃用性筋力低下が進み摂食・嚥下機能が増悪する．問題なのは，それに気付かず，主病名と治療目的が大腿骨近位部骨折の治療であるために，治療後の食事を開始する際，患者の摂食・嚥下機能に合っていない食事形態を選択して提供してしまい，誤嚥性肺炎に至ってしまうことである．

表 1. 代表的な摂食・嚥下障害のスクリーニング検査法

検査法	質問紙票
水飲みテスト (water swallow test)	EAT-10 (the eating assessment tool)
改訂水飲みテスト (modified water swallow test)	摂食・嚥下障害 質問シート
反復唾液のみテスト (repetitive saliva swallowing test)	
フードテスト (food test)	
咳テスト (cough test)	
頚部聴診法 (cervical auscultation)	
MASA (the Mann assessment of swallowing ability)	

取り組み

私が勤務する社会医療法人全仁会倉敷平成病院は一般病棟127床(3フロア), 回復期リハビリテーション病棟91床(2フロア)を有している. 医師は一般病棟は脳神経内科, 脳神経外科, 整形外科, 呼吸器内科の入院患者が多く, 各診療科の医師は専用のベッドを持たないため, すべてのフロアに上記診療科の患者が入院し対応している. 回復期リハビリテーション病棟はリハビリテーション科専門医2名がいる. 言語聴覚士は一般病棟に5名, 回復期リハビリテーション病棟に10名配置し, 訓練室でのリハビリテーションが必要な場合以外は, それぞれの病棟に常駐している. 以上のことから, 言語聴覚士が関わっていない患者, すなわち, 運動器疾患で看護師や他のコ・メディカルスタッフが食事や飲水を観察する際, ムセなどを認めれば, 常駐言語聴覚士に即座に相談するという流れ(体制)ができている. 回復期リハビリテーション病棟では, 運動器疾患の術後はリハビリテーション科に転科する場合が多いため, リハビリテーション科医が摂食・嚥下障害の有無や摂食機能療法の適応の有無が診察可能である. これらのことから, すべての診療科において, どの病棟でも言語聴覚士が関わることが可能である. さらに, 社会医療法人全仁会の言語聴覚士は, 訪問リハビリテーションに言語聴覚士2名, 通所リハビリテーションに2名, 予防リハビリテーション(要支援者に特化した通所)に1名, 介護老人保健施設に1名配置し, 病院と連携をとることでフレイル・サイクルの予防に努めている. だが多くの病院, 特にへき地や大規模病院はこのような配置は望めないのが現状である. 特にへき地は言語聴覚士が未だ少ない. このような場合はどうするか？　言語聴覚士を増員して運動器疾患の術前後にすべての言語聴覚士が患者を評価していくことはとても頼もしい体制と考えるが, 現状の診療報酬体系や言語聴覚士の総数では難しい. しかし, 摂食機能療法における算定基準には, 医師の指示があれば「看護師, 歯科衛生士, 理学療法士, 作業療法士らも算定可能」で, 特に最初に関わる看護師によるスクリーニング検査の実施とその後必要に応じて言語聴覚士による詳細評価へと進むのが今のところ現実的である.

評　価

摂食・嚥下障害の有無に関するスクリーニング検査法は様々に開発されている(**表1**). 例えば, 改訂水飲みテスト(modified water swallow test；MWST)は, 冷水3 mℓを嚥下させる. 5段階評定からなり, 段階が1～3であれば摂食・嚥下障害を疑う. シリンジ以外に特別な機器を必要とせず, ベッドサイドでもできる検査法である. The eating assessment tool(EAT-10)は1項目5段階評

表 2. 各群の属性

	障害群	なし群	
人数(男／女)	23(15/8)	20(10/10)	
平均年齢(歳) (範囲)	84.7±4.7 (75～95)	84.3±7.4 (70～97)	n.s.

t 検定　n.s.=not significant

点の計 10 項目の質問からなり，10 項目の合計点数が 3 点以上の場合，摂食・嚥下障害を疑う．EAT-10 は他者あるいはセルフチェックも可能である．近年では the Mann assessment of swallowing ability(MASA)の有用性が確認されており，当院でも導入検討中である．これらは感度や特異度はともに高いとしているが，あくまでもスクリーニング検査であるため，問題があれば嚥下造影あるいは嚥下内視鏡など詳細な検査による評価を行う必要がある．大腿骨近位部骨折で入院した患者にこれらを使用することに加えて，既往歴や生活歴，理学的所見などと組み合わせることで，誤嚥性肺炎の予防は可能かもしれない．実際に，大腿骨近位部骨折患者に対する言語聴覚士と看護師の連携システムを構築した取り組みを行っている病院もあり大変興味深い[3]．

以上，大腿骨近位部骨折加療中に誤嚥性肺炎を生じる可能性が高い背景要因とそれを踏まえた取り組みを述べたが，大腿骨近位部骨折と誤嚥性肺炎のリスクが高い摂食・嚥下障害との関連を調べた研究はとても少ない．そこで今回，倉敷平成病院で大腿骨近位部骨折術後に言語聴覚士が関わった摂食・嚥下障害についても調べた．

1．対　象

2013 年 1 月～2018 年 12 月までの間に当院へ入院となった大腿骨近位部骨折患者のうち，摂食・嚥下障害を認め，摂食機能療法が開始となった群(障害群)23 名，摂食・嚥下障害を認めなかった群(なし群)20 名の合計 43 名を後方視的に調査した．対象者の属性を**表 2** に示す．

2．方　法

障害群の摂食・嚥下障害患者の特徴について，なし群との群間比較を行うために，栄養的側面として body mass index(BMI)，アルブミン(Alb)値，認知機能的および活動的側面として mini mental state examination-Japanese(MMSE-J)と the functional independence measure(FIM)，摂食・嚥下的側面として，藤島式摂食・嚥下能力グレード(藤島 Gr.)を調査し，各項目と各領域の得点における 2 群の影響を分析した．なお，すべての調査は言語聴覚士初回介入時点の値とした．さらに MMSE-J は Folstein ら(1975)に従い 5 領域 4 区分(見当識，注意，記憶，言語・認知)に分けた．次に全例の大腿骨近位部骨折の摂食・嚥下機能と各側面との関連について分析した．また，中枢神経疾患の既往の有無，居住環境(居宅か施設)に分け各群との組み合わせについても分析した．

3．結　果

各側面における群間比較結果について**表 3** に示す．障害群においては栄養的側面は BMI で低値，認知・活動的側面は MMSE-J の見当識と言語・認知領域，FIM 認知項目で低値，摂食・嚥下的側面は藤島 Gr. で低値であった．

全例の大腿骨近位部骨折患者の摂食・嚥下機能と各側面との相関結果を**表 4** に示す．FIM 認知項目，MMSE-J 言語・認知領域と正の相関を認めた．

各群の中枢神経疾患の既往の有無，居住環境(居宅か施設)に対する割合と各群との組み合わせについて**表 5, 6** に示す．障害群は中枢神経疾患の既往歴と施設からの入院が有意に多かった．

4．考　察

大腿骨近位部骨折患者で摂食・嚥下障害を認める群は，BMI が低く，MMSE-J と FIM から見当識と言語・認知領域が低値であった．藤島 Gr. も低値であった．これらから，摂食・嚥下障害を認めなかった群と比べて，嚥下状態は低下しており，その背景要因は筋力低下(発語器官含む)と認知機能の低下(先行期障害)を考えた．認知機能に関しては，全患者の相関係数の結果も言語・認知領域と関係していたことから同様のことが言えよう．MMSE-J の見当識と言語・認知領域に関して

表 3. 各側面における群間比較

		障害群	なし群	p
栄養的側面	BMI(kg/m^2)	18.2±3.4	20.9±3.7	<0.05[a]
	Alb(g/dℓ)	3.4±0.4	3.5±0.4	n.s.
認知機能的側面	MMSE-J(点)	17±7.5	20.0±4.6	n.s.
	見当識	5.1±3.2	7.2±2.5	<0.05[a]
	注意	2.8±3.0	3.9±2.6	n.s.
	記憶	2.7±0.7	2.9±0.4	n.s.
	言語・認知	6.0±2.5	7.5±1.8	<0.05[a]
活動的側面	FIM 運動(点)	21.7±11.0	22.1±7.4	n.s.
	FIM 認知(点)	16.3±7.1	22.9±7.9	<0.05[a]
摂食・嚥下的側面	藤島 Gr.	7.3±1.4	9.8±0.8	<0.01[b]

[a]t 検定
[b]Mann-Whitney の U 検定
n.s.=not significant

表 4. 大腿骨近位部骨折患者の摂食・嚥下機能(藤島 Gr.)と各項目との相関

基本情報	年齢	0.112
栄養的側面	BMI	0.178
	Alb	0.152
認知・活動的側面(FIM)	総点	0.290
	運動	0.108
	認知	0.363*
認知的側面(MMSE-J)	総点	0.242
	見当識	0.247
	記銘	0.194
	注意と計算	0.058
	再生	0.042
	言語・認知	0.355*

Pearson の積率相関係数　*$p<0.05$

表 5. 各群の中枢神経疾患既往の有無に対する割合(%)

	障害群	なし群
中枢神経疾患あり	15(65.2)	7(35.0)
中枢神経疾患なし	8(34.8)	13(65.0)

カイ 2 乗検定　$\chi^2(1)=3.9$, $p<0.05$

表 6. 各群の居住環境の割合(%)

	障害群	なし群
在　宅	17(73.9)	20(100.0)
施　設	6(26.1)	0(0.0)

カイ 2 乗検定　$\chi^2(1)=6.1$, $p<0.05$

は，誌面数の関係上詳細に触れなかったが，下位項目の日時・場所・図形(エピソード記憶と視空間処理)項目の各得点で低値であった($p<0.05$)．これは，危険が伴う場面や場所を記憶し回避する行動や対象障害物に対する認知欠如を示唆し，転倒リスクも高い状態であったと考えた．Alb 値で差を認めなかったのは，摂食機能療法開始時は脱水症状があった症例がいたことが要因と考える．摂食・嚥下障害を認める群は中枢神経疾患の既往歴が多く，施設入所者が多かった．これは，在宅では介護することが難しい程度の運動および認知機能低下の状態が多かったと考え，摂食・嚥下障害や転倒をきたしやすい状態であった可能性が高い．

以上，今回の結果は先行研究と概ね一致していた．大腿骨近位部骨折の患者は，徐々に筋力低下，認知機能低下によって転倒の危険性と摂食・嚥下障害が増悪していた可能性を考えた．先行研究や今回の結果からも大腿骨近位部骨折患者は背景要因によっては，入院時点で摂食・嚥下障害を疑い，術後の合併症を予防できるような体制が必要と考えた．

その他上記に加えて，最近では稀ではあるが，経験的には術後しばらくベッド UP 制限が出ており，飲水を行う際の嚥下動作としては誤嚥リスクの高い姿勢になっている場合があり，姿勢の調整や水分のトロミ添加を行うなどの環境調整が必要な場合があった．以上のことを踏まえても言語聴覚士への早期相談や介入は意義が大きい．

倉敷平成病院は中枢神経疾患の受け入れを主としているため，例えば誤嚥性肺炎の可能性として，精神科であれば精神症状や薬剤性の嚥下障害などが主とした背景要因であるように施設に応じてデータ結果が異なると考える．今後，運動器疾患を予防するためにも多くの言語聴覚士が介入できる診療報酬体系と多くのデータ蓄積による研究結果を期待したい．

おわりに

大腿骨近位部骨折の患者は年々増加する可能性がある．やむなく大腿骨近位部骨折をきたした場合でも，入院後には言語聴覚士が介入できる診療報酬体系や取り組みの確立に加え，フレイル・サイクルを予防する在宅支援領域の言語聴覚士の関わりがますます必要と考える．さらに，予防の観点から地域包括ケアシステムの構築が急務であり，地域で寝たきりを防ぐ取り組みと積極的な言語聴覚士の関与が必要と考える．大腿骨近位部骨折の背景要因としてここでは詳しく述べなかったが，骨粗鬆症は大きな背景要因であり，その他にも様々な背景要因がある可能性がある．多くの合併症を持つ可能性が高い高齢者治療は，主病名に対する治療に加えて，基礎疾患や生活歴など把握したうえで摂食・嚥下障害を早期に発見し，言語聴覚士が関わる仕組みが必要かもしれない．

文　献

1）第2章大腿骨頚部／転子部骨折の疫学．日本整形外科学会診療ガイドライン委員会大腿骨頚部／転子部骨折診療ガイドライン策定委員会編，大腿骨頚部／転子部骨折診療ガイドライン 2021 改訂第3版，17-22，南江堂，2021.
Summary 大腿骨近位部骨折の基本的知識はもちろんエビデンスに基づいた予防や治療まで幅広い内容を記述しているセラピスト必携の書．

2）第8章大腿骨頚部／転子部骨折の周術期管理．日本整形外科学会診療ガイドライン委員会大腿骨頚部／転子部骨折診療ガイドライン策定委員会編，大腿骨頚部／転子部骨折診療ガイドライン 2021 改訂第3版，111-141，南江堂，2021.

3）田積匡平，鳥居行雄：言語聴覚士と看護師が連携した高齢大腿骨近位部骨折患者の誤嚥性肺炎予防対策．医療マネジメント会誌，**15**：30-34，2014.
Summary 高齢大腿骨近位部骨折患者の誤嚥性肺炎予防に関して先端の取り組みを行っているとても参考になる論文．

4）目谷浩通ほか：大腿骨近位部骨折の手術前後における肺炎発症の危険因子．*Jpn J Compr Rehabil Sci*，**6**：1-6，2015.

5）田積匡平ほか：急性期に誤嚥性肺炎を合併した大腿骨近位部骨折患者の臨床的特徴と帰結．保健医療学雑誌，8(2)：96-103，2017.

6）Suseki K, et al：Lower SMI is a risk factor for dysphagia in Japanese hospitalized patients with osteoporotic vertebral and hip fracture：A retrospective study. *Osteoporos Sarcopenia*, 8：152-157, 2022.

7）公益財団法人長寿科学振興財団：長寿健康ネット，フレイルの原因，2022.
〔https://www.tyojyu.or.jp/net/byouki/frailty/genin.html〕

輝生会がおくる！

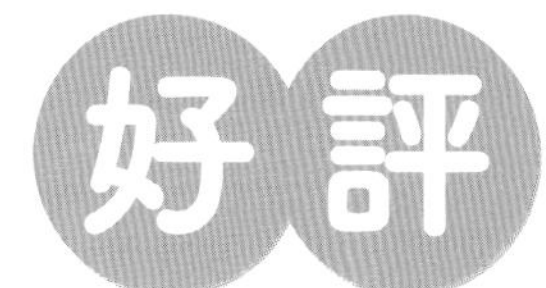

リハビリテーション チーム研修テキスト

―チームアプローチの真髄を理解する―

2022年2月発行
B5判　218頁
定価3,850円（本体3,500円＋税）

監修　石川　誠　水間正澄
編集　池田吉隆　取出涼子　木川和子

専門職による職種を超えたチームアプローチの作り方！

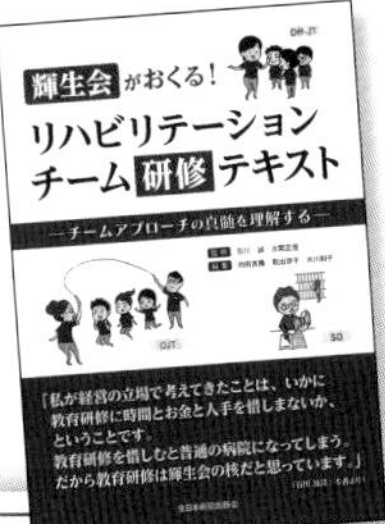

輝生会開設者の石川 誠が最も力を入れてきた
「教育研修」を余すことなく解説。
人材育成、リハビリテーションチームの醸成など
現場教育へ応用していただきたい一書です！

CONTENTS

＼詳しくはこちら！／

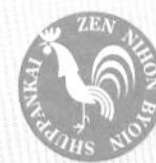

全日本病院出版会
〒113-0033 東京都文京区本郷 3-16-4　Tel:03-5689-5989
www.zenniti.com　Fax:03-5689-8030

MB Med Reha **No.295**：**52-57**, 2023

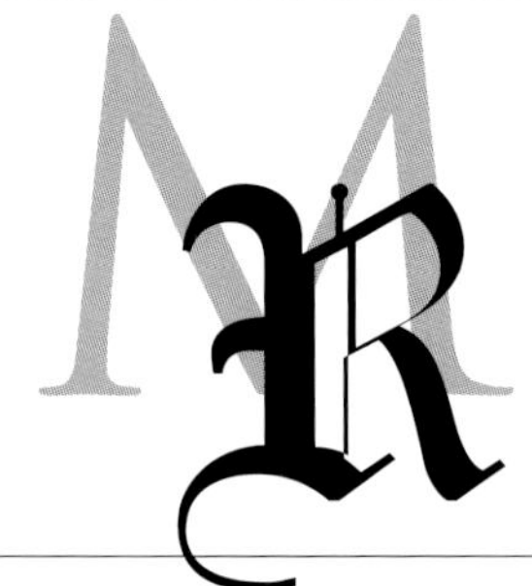

特集／ここまでやろう！大腿骨近位部骨折の包括的リハビリテーションアプローチ

歯周病と全身疾患の関わり —周術期口腔機能管理の重要性について—

吉田　優*

Abstract　近年，がん治療や整形外科関連手術などの周術期に歯科専門職が介入を行う口腔機能管理の重要性がよく知られるようになった．さらに医療技術の向上により生命予後が改善されるとともに，治療内容が多岐にわたるようになり周術期における様々な合併症も認められるようになった．現在は口腔粘膜炎などの口腔関連合併症の予防や他職種連携のツールとして「周術期口腔機能管理」が注目されている．これからもその重要度がますます上がっていくことが予想され，口腔機能を維持することの重要性を理解し実践していくことはより良い治療成績につながっていく．

Key words　周術期口腔機能管理(perioperative oral management)，手術部位感染(surgical site infection；SSI)，人工呼吸器関連肺炎(ventilator-associated pneumonia；VAP)，薬剤関連顎骨壊死(medication-related osteonecrosis of the jaw；MRONJ)

はじめに

1989年より日本歯科医師会では「80歳になっても20本以上の歯を保とう」という8020運動を推進している．当時は8020達成者が10%未満であったが，令和4年の調査では50%を超えており[1)]，高齢者＝歯が少ないという図式は成り立たなくなってきた．その一方で残存歯が増える分，歯周病罹患の指標となる4 mm以上のポケットを有する患者の割合は上昇している(**図1，2**)[1)]．また20本残すという点に焦点が当てられ，いわゆる予後不良歯の状態であっても残存している場合も多くある．そういった状態での挿管管理下の手術は挿管時の歯牙，補綴物の損傷や脱落，人工呼吸器関連肺炎(ventilator-associated pneumonia；VAP)を含む術後肺炎，手術部位感染(surgical site infection；SSI)などのリスクを上昇させることとなる．がん手術や整形外科関連手術，骨髄移植などの治療前から一般歯科医院および病院歯科口腔外科を受診し，事前に感染源の除去を行うことで諸々の周術期におけるトラブルを回避できる可能性が上昇する．また緩和ケアにおいても口腔乾燥が終末期患者のQOLに影響するという報告もあり[2)]，口腔機能管理を行うことで患者のQOLが維持され改善につながる．

歯周病と全身疾患

歯周病はグラム陰性桿菌である*Porphyromonas gingivalis*などの歯周病原菌を原因として歯周組織に起こる感染性炎症疾患である．口腔内の菌数は唾液1 mℓあたり$10^{6\sim8}$ CFU/mℓ，プラーク1 gあたり10^{11} CFU/mℓであり，糞便1 gあたりの細菌数より多い．歯周病原菌は細菌塊(プラーク)として歯面に付着しバイオフィルムを形成す

* Yu YOSHIDA，〒683-0006 鳥取県米子市車尾4-17-1　独立行政法人国立病院機構米子医療センター歯科口腔外科，医長

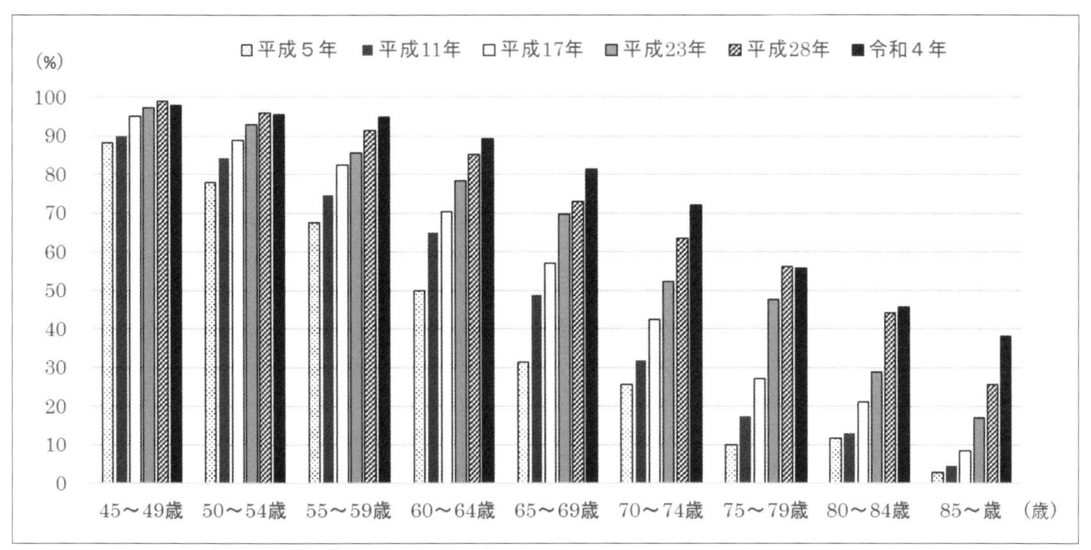

図 1. 20本以上の歯を有する者の割合の年次推移

（文献1より引用）

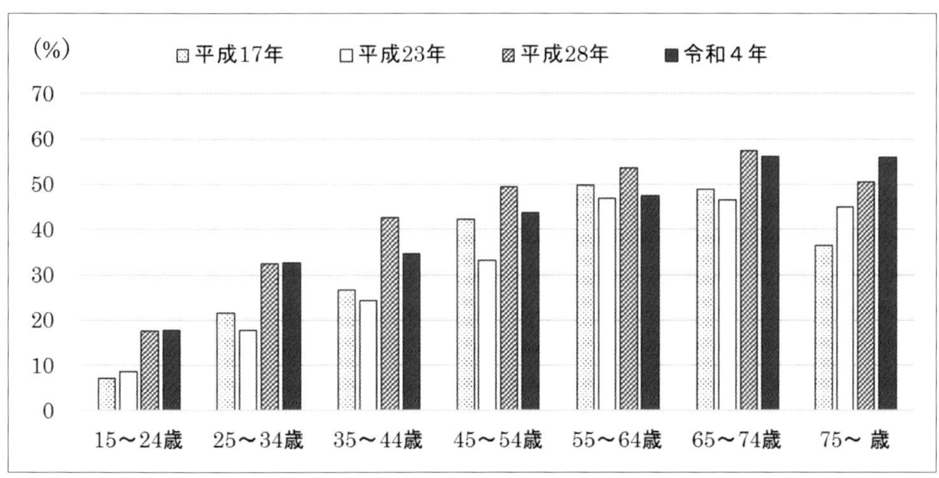

図 2. 4 mm以上の歯周ポケットを有する者の割合の年次推移

（文献1より引用）

る．歯周病が進行していくことにより，歯周ポケットの内面は潰瘍が形成され毛細血管が露出し易出血の状態となる．ポケットには歯周病原菌の塊であるプラークが付着し，歯周病原菌が毛細血管内に侵入する．健康であれば局所自然免疫で細菌の侵入を予防するが，歯周病に罹患していると歯周ポケットの内面の上皮は脆弱になっており，菌血症の原因となる．また歯周病原菌の病原性物質が血液中に侵入し，全身の炎症原因となる．歯周病と全身疾患との関連については研究が進められており，現在では糖尿病，肥満，心血管疾患，骨粗鬆症，誤嚥性肺炎，早産，低体重出産など多くの疾患との関連が報告されている[3]．

MRONJ

大腿骨頚部／転子部骨折診療ガイドラインでは二次骨折を予防するため術後早期のビスホスホネート(bisphosphonate；BP)製剤の開始を推奨している．BP製剤は薬剤関連顎骨壊死(medication-related osteonecrosis of the jaw；MRONJ)を発症するリスクがあることが知られている．MRONJは①BP製剤やデノスマブ製剤による治

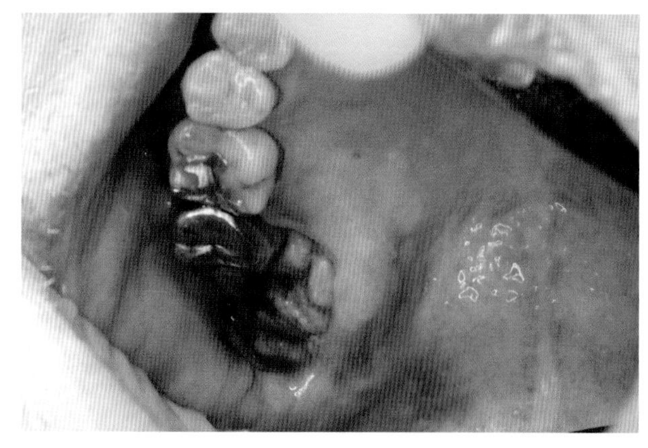

図 3.
上顎歯肉に骨露出を認めたMRONJ
ステージ2

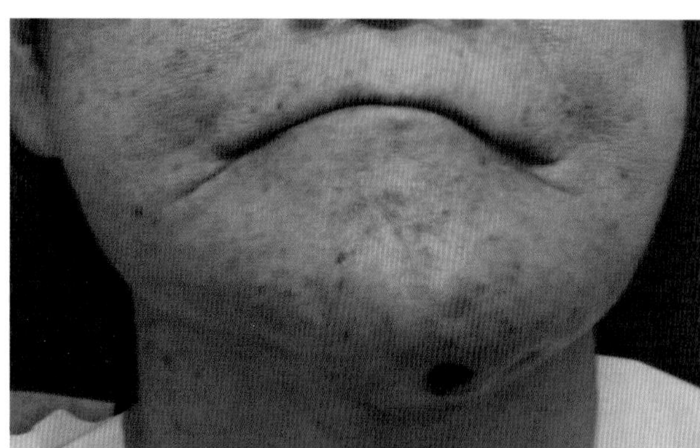

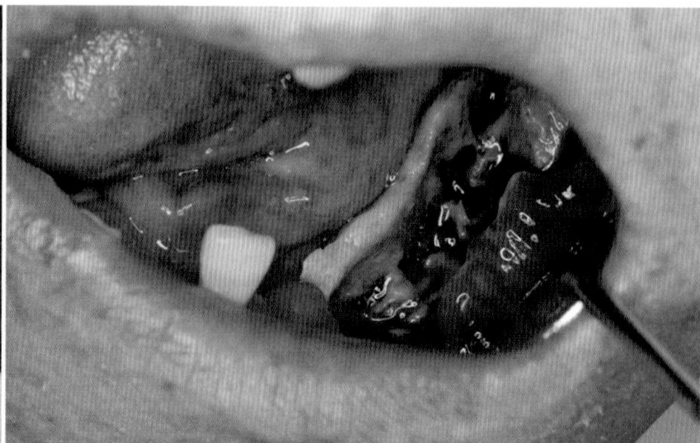

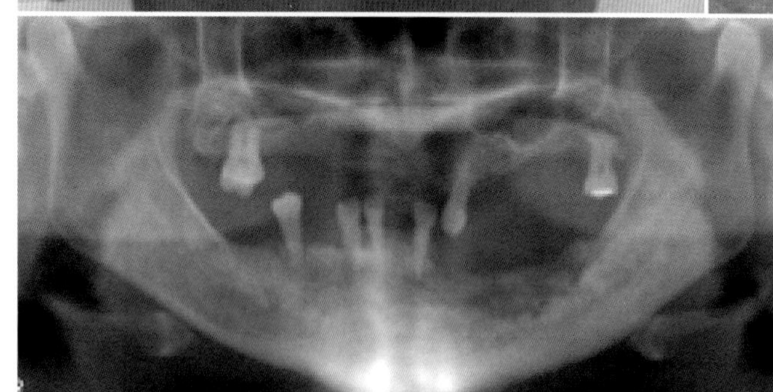

a｜b
c｜

図 4. MRONJ ステージ3
a：オトガイ下部に皮下膿瘍を認めた.
b：下顎歯肉に骨露出を認めた.
c：MRONJ による下顎管に及ぶ骨融解像を認める
（松江赤十字病院歯科口腔外科 田窪千子先生ご提供）

療歴がある. ② 原則として顎骨への放射線照射歴がない. また骨病変が顎骨へのがん転移でない. ③ 8週間以上継続して, 口腔・顎・顔面領域に骨露出を認める. または口腔内, あるいは口腔外から骨を触知できる瘻孔を8週間以上認める. 以上の3項目を満たした場合に診断される(**図3, 4**). BP製剤におけるMRONJ発症率は低用量製剤では0.02～0.05%, 高用量製剤では1.6～12.4%とされている. 発症契機としては抜歯が60～70%と高く, 他に自然発症, 不適合義歯, 歯周疾患などが挙げられる. またMRONJリスク因子には薬剤に関連した因子, 局所因子, 全身的因子, 遺伝的因子がある(**図5**). BP製剤に関しては投与期間が長くなるとリスクが高くなり, 骨粗鬆症患者より悪性腫瘍患者の方がリスクが高い. ポジションペーパー(PP) 2023ではMRONJ予防のためには

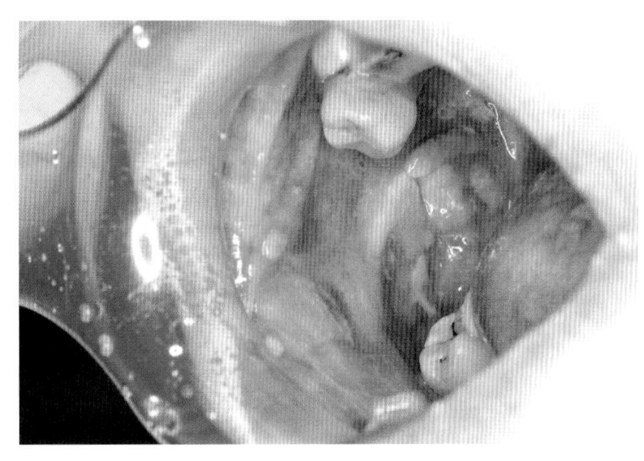

図 5.
化学療法に伴う口腔粘膜炎

表 1. MRONJ 病期のステージング

ステージ	臨床症状および画像所見
ステージ 1	無症状で感染を伴わない骨露出/骨壊死またはプローブで骨を触知できる瘻孔を認める. • 下顎隆起や顎舌骨筋線後方の骨露出(根尖病変や埋伏歯による感染由来を否定) • 義歯性潰瘍由来 • 歯性感染が(ほぼ)全くない歯の自然脱落 • 抜歯後ドライソケット様で排膿なし
ステージ 2	感染/炎症を伴う骨露出/骨壊死やプローブで骨を触知できる瘻孔を認める. 発赤, 疼痛を伴い, 排膿がある場合とない場合とがある.
ステージ 3	下記の症状を伴う骨露出/骨壊死, またはプローブで骨を触知できる瘻孔を認める. • 下顎では下縁や下顎枝に至る骨露出/骨壊死 • 上顎では上顎洞, 鼻腔, 頬骨に至る骨露出/骨壊死, 鼻・上顎洞口腔瘻形成 • 病的骨折や口腔外瘻孔

(文献 4 より改変引用)

BP製剤とデノスマブ製剤(両者を合わせてantiresorptive agent；ARA)投与前に抜歯をはじめとした必要な処置を終えておくことが望ましいとしている[4]. 抜歯では創部が上皮化してからの投与が望ましいとされているため, 治療上可能であれば抜歯後3～4週間後からのARA投与開始が望ましいと考える. ARA投与中の患者の抜歯対応に関しては, PP2023では「抜歯時にARAを休薬しないことを提案する(弱く推奨する)」としている. また, 良好な口腔衛生状態を維持することがMRONJ発症予防に重要であるとされている. MRONJ発症予防に特化した抗菌薬の使用については, 現在明確な基準がない. したがって, 現時点では一般的な観血的歯科治療と同様の抗菌薬の適正使用を順守すべきであるとしている. 日本ではPP発表以前はMRONJを避けるためBP製剤使用患者の抜歯を敬遠し, 結果としてMRONJを増悪させた可能性も指摘されている. 現在では予後不良歯を抜歯しないことの方がMRONJ発症リスクであると考えられているため基本的に休薬はせず予防処置を講じたうえで抜歯を行っている. MRONJは進展状況でステージ1～3までに分類され, 治療法が異なる. PP2016では難治性疾患として考えられており, その進展を抑える, 症状を緩和させるといった保存的処置がメインであったが, PP2023では疾患の「治癒」を目的としてステージ1では保存的治療と外科的治療の両者を, ステージ2および3では外科的治療を推奨している[4]. 手術適応やどこまでの処置を行うかに検討の余地はあるが今後は現在より外科的治療が推奨されると考えられる. いずれにせよMRONJが発症すると患者に大きな負担となるため, 予防することが重要である(**表1**). 現時点で確実な予防法は存在せず, ARA開始までに可及的に感染源の除去を行うことが望ましいと考える.

表 2. 周術期口腔機能管理により予防が期待される口腔関連合併症

手　術	• 手術部位感染 • 術後肺炎
放射線治療	• 口腔粘膜炎 • 放射線性顎骨壊死
化学療法	• 薬剤関連顎骨壊死(MRONJ) • 口腔粘膜炎，口腔カンジダ症 • 歯性感染症に伴う全身感染症
心臓手術	• 感染性心内膜炎
臓器移植	• 歯性感染症に伴う全身性感染症
緩和治療	• 口腔乾燥，口腔粘膜炎など終末期における口腔有害事象
その他	• 挿管時の動揺歯の脱落予防 • QOL の維持向上 • 早期の経口摂食の支援

（文献 6 より引用）

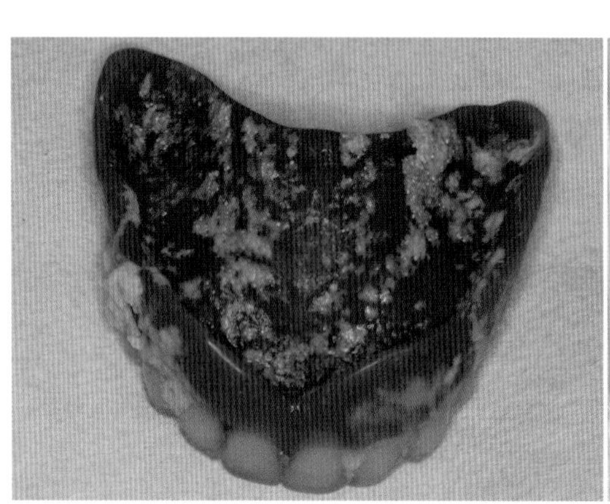

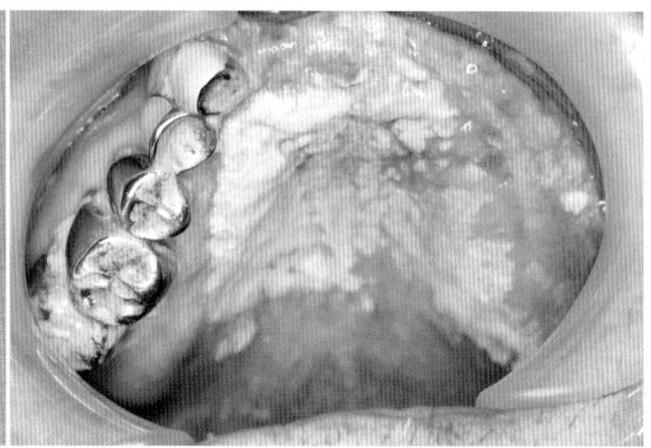

図 6. 口腔衛生状態不良　a|b

a：著しく清掃状態の悪い義歯

b：義歯を装着したままでいた著しく清掃状態の悪い口腔状態

（松江赤十字病院歯科口腔外科 田窪千子先生ご提供）

周術期口腔機能管理

がん，心疾患，血液関連疾患，整形外科関連疾患など様々な疾患で手術，化学療法，放射線治療などの治療が行われている．医学の進歩で治療の選択肢が広がるとともに，それに伴い様々な合併症も認めるようになった(**表 2**)．全身的な合併症では SSI，VAP を含めた術後肺炎，口腔領域での合併症では術後の挿管管理の長期化による口腔乾燥，潰瘍形成，化学療法や頭頸部への放射線治療による口腔粘膜炎，口腔カンジダ症，歯性感染症の急性化，骨髄炎，味覚障害など多岐にわたる(**図 6**)．これらの合併症が重篤化すると，治療を完遂させられない可能性が上がり，生命予後に影響する可能性がある．周術期口腔機能管理は基本的に口腔清掃のみを行う口腔ケアと同義ではなく，抜歯や齲蝕処置など口腔内の感染源の除去，歯冠修復や義歯などの補綴処置で口腔機能の回復などすべてを含めた歯科医療である[5][6]．術前に歯科口腔外科を受診した際に患者の全身状態，感染リスク，手術までの期間などを総合的に考えて口腔内の感染巣の除去をどこまで行うかを決定するが，受診時に手術までの期間が短い場合が多く現実的には抜歯となることが多い．また当然ながら口腔機能管理で SSI を完全に予防できるわけではなく，術前の限られた時間でどこまでの治療を行うべきかに明確な基準がないため，施設によってその基準が異なる．当科では骨粗鬆症による BP 製剤開始前の口腔内精査より骨髄幹細胞移植や心臓血管外科手術，頭頸部がん放射線治療前などの有事の際のリスクが高い疾患の方が抜歯基準を厳しく設定している．

肺　炎

口腔衛生管理を行うことが高齢者の誤嚥性肺炎のリスクを減少させる．肺炎は口腔内や上気道などの細菌の誤嚥によって発生するため，口腔機能管理によって細菌数を減少させ，起炎性の高い細菌叢から低い細菌叢に変えることで予防できる．だが他にも嚥下機能の低下，絶食期間の長期化に伴う口腔衛生状態の悪化など複数の因子が関係するため，口腔衛生状態を改善すれば発症リスクは減少すると考えられるが，今後どのような手術のどのような合併症が予防できるかなどはさらなる研究が期待される．VAP は人工呼吸器開始後 48 時間以降に発症する院内関連肺炎と定義される．VAP 発症の要因としては挿管チューブが挙げられ，挿管患者は非挿管患者と比較すると VAP 発症率が高くなることが知られている．医療ケア関連肺炎防止のための CDC ガイドラインでは VAP 対策として人工呼吸器患者に対しての口腔ケアの重要性を強調している[7]．がん手術の場合では，特に頭頸部がんや食道がん手術などは手術侵襲が高く，術後の栄養状態不良状態になりやすく，免疫力も低下しやすい．入院時に看護師から口腔ケアを受ける患者は，高齢者や侵襲の大きい手術の術後，化学療法など易感染状態である場合が多い．口腔ケアで歯や口腔粘膜から除去したプラークを適切に口腔内から排除し誤嚥を防ぐことが重要である．また，口腔ケアを介した交差感染によって院内感染を起こす危険性があり，口腔ケアを介した多剤耐性菌による院内感染のアウトブレイクの報告がされている．交差感染を防ぐためには，口腔ケアに使用する器具の適切な衛生管理と適切な使用が重要である[8]．

文　献

1) 厚生労働省：令和 4 年歯科疾患実態調査，2023.
Summary　現在の我が国における歯科保険の状況を把握することを目的に実施され，歯科疾患全般について記載されている．
2) McMillan SC, Small BJ：Symptom distress and quality of life in patients with cancer newly admitted to hospice home care. *Oncol Nurs Forum*, **29**：1421-1428, 2002.
3) 二階堂雅彦ほか編，歯周病と全身疾患　最新エビデンスに基づくコンセンサス，デンタルダイヤモンド社，2017.
4) 顎骨壊死検討委員会：骨吸収抑制薬関連顎骨壊死の病態と管理：顎骨壊死検討委員会ポジションペーパー 2023，公益社団法人日本口腔外科学会，2023.
Summary　現在の顎骨壊死に対する治療指標である．抜歯などの侵襲的処置の際の休薬についての協議，および口腔管理の徹底と医科連携の重要性が明記されている．
5) 梅田正博ほか編，周術期等口腔機能管理の実際がよくわかる本　デンタル＆メディカルで取り組む患者サポート実践ガイド，クインテッセンス出版，2020.
Summary　周術期口腔機能管理の重要性，具体的な方法などについて詳述されている．
6) 梅田正博ほか編，Clinical Question でわかるエビデンスに基づいた周術期口腔機能管理，医歯薬出版，2018.
7) アメリカ合衆国国立疾病対策センター編，矢野邦夫訳，医療ケア関連肺炎防止のための CDC ガイドライン，メディカ出版，2004.
8) 特定非営利活動法人日本歯周病学会編，歯周治療のガイドライン 2022，特定非営利活動法人日本歯周病学会，医歯薬出版，2022.

MB Med Reha **No.295**：**58-63**, 2023

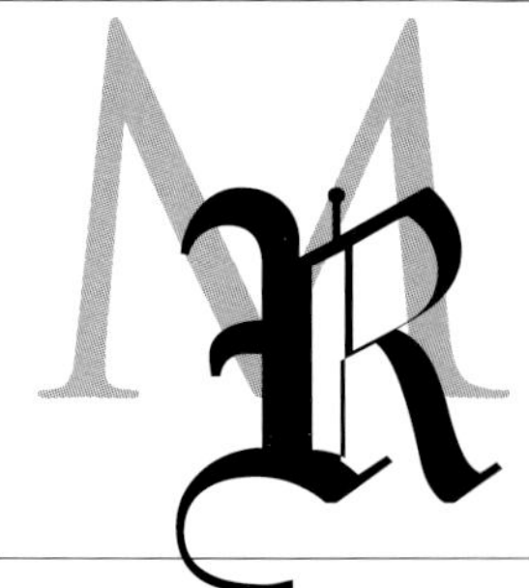

特集／ここまでやろう！大腿骨近位部骨折の包括的リハビリテーションアプローチ

骨折後患者に対する転倒予防のための評価と実践

松本浩実*

Abstract　脆弱性骨折患者の再転倒頻度は非常に高いことから，骨折治療入院中からその患者の転倒リスクを分析し，再転倒予防介入を行うことが重要である．特に退院時の timed up and go test，開眼片脚立脚時間，歩容の評価などはその後の再転倒リスクを十分に判別できる方法である．また，退院前に歩行補助具や自宅の手すりの設置などの環境因子を整えることは転倒リスク軽減に重要である．

Key words　脆弱性骨折(fragility fracture)，転倒(falling)，転倒予防(fall prevention)

骨折後患者の再転倒頻度について

脆弱性骨折後患者の再骨折の頻度は高く[1)2)]，ドミノのように連鎖する．一方で，それらの患者の骨折後の再転倒の発生状況についての報告は多くない．50歳以上の277名の脆弱性骨折後患者において骨折後3か月間の転倒発生を調査した研究では，42名(15.1％)が転倒し，5名が再骨折をしていた[3)]．また，65歳以上69名の大腿骨近位部骨折術後患者における骨折後半年間の再転倒調査では，少なくとも14.5％が1回は転倒していた[4)]．これらの報告から，骨折後すぐに転倒を経験する患者は少なくないことがわかる．

そこで，我々は85名の脆弱性骨折治療後かつ自立歩行で退院した患者の骨折後1年間の再転倒，再骨折発生について調査を実施した[5)]．結果，再転倒は34名(40.0％)に発生しており，退院直前の運動機能が低いものや歩行状態の悪い患者が再転倒していた[5)]．さらに転倒者のうちの約1/3にあたる11名が再骨折し，再転倒の発生時期を調べてみると，初回の骨折後6か月以降に多く発生していた．骨折後の数か月は入院期間が含まれ，さらに自宅で療養するケースも多いことから活動性が低いために転倒発生が少なく，骨折が治癒し生活の範囲が拡大しつつある半年後以降に再転倒は増加することが推察された．一般高齢者の1年間の転倒頻度が15～20％程度であり，転倒者の1割程度に外傷や骨折が発生すること[6)]と我々の調査結果を比較すると，脆弱性骨折後患者の再転倒，再骨折頻度はかなり高い数字であることがわかる．また近年の報告だと，橈骨遠位端骨折後高齢者191名(平均年齢62.8歳；女性88％)を4年間追跡調査した結果，24％が再転倒，19％が再骨折していた[7)]．以上より，骨折部位に関わらず，一度骨折した患者は骨粗鬆症が進行しているだけでなく，骨折受傷により身体機能も低下することから再転倒リスクがさらに上がると言える．よって，脆弱性骨折後患者に対する入院中，退院時の十分な転倒予防対策および指導が骨折の連鎖を防ぐために必須である．

* Hiromi MATSUMOTO，〒701-0193 岡山県倉敷市松島288　川崎医療福祉大学リハビリテーション学部理学療法学科，講師

表 1. 転倒リスク評価表
合計点が10点以上であれば，転倒・骨折対策プログラムを検討する．

		はい	いいえ
1	つまづくことがありますか	1	0
2	手すりにつかまらず，階段の昇り降りができますか	0	1
3	歩く速度が遅くなってきましたか	1	0
4	横断歩道を青のうちにわたりきれますか	0	1
5	1キロメートルくらい続けて歩けますか	0	1
6	片足で5秒くらい立つことができますか	0	1
7	杖をつかっていますか	1	0
8	タオルを固く絞れますか	0	1
9	めまい，ふらつきがありますか	1	0
10	背中が丸くなってきましたか	1	0
11	膝が痛みますか	1	0
12	目が見えにくいですか	1	0
13	耳が聞こえにくいですか	1	0
14	もの忘れが気になりますか	1	0
15	転ばないかと不安になりますか	1	0
16	毎日，お薬を5種類以上飲んでいますか	1	0
17	家の中で歩くとき暗く感じますか	1	0
18	廊下，居間，玄関によけて通るものがおいてありますか	1	0
19	家の中に段差がありますか	1	0
20	階段を使わなくてはなりませんか	1	0
21	生活上，家の近くの急な坂道を歩きますか	1	0
	合計点		点

（文献8より引用）

表 2. 脆弱性骨折患者85名において骨折後1年間での転倒発生の有無で群分けした退院時の運動機能検査の結果

	全体（85名）	**再転倒なし**（51名）	**再転倒あり**（34名）
TUG（秒）	13.7(5.0)	12.6(4.0)	15.3(6.1)
5回立ち上がり時間（秒）	15.2(5.1)	13.9(3.9)	17.1(6.0)
開眼片脚立脚時間（秒）	7.3 [0～58.8]	9.2 [0～58.8]	4.8 [0～30.0]
5 m 歩行時間（秒）	6.8(3.3)	6.2(2.1)	7.7(4.4)

平均（標準偏差），中央値［最小値～最大値］

骨折後入院中の転倒リスク評価と介入

FLSスタンダード[8]では転倒リスク評価表（**表1**）に基づく転倒リスク評価が推奨されている．まずはこのような評価表を用いて転倒リスクのスクリーニングを実施し，その後に精査としてサルコペニアやロコモティブシンドロームなどの評価[9)10)]，ならびに移動能力，バランス機能を含めた身体機能アセスメントを実施することが重要である．

様々な身体機能テストは高齢者の転倒リスクを判別でき，それぞれ一般高齢者においては転倒リスクのカットオフポイントも報告されているが，脆弱性骨折後患者を対象とした研究は少ないのも現状である．我々が脆弱性骨折患者85名（下肢骨折35名，椎体骨折42名，上肢骨折8名）に対して退院時に実施した運動検査の結果を示す（**表2**）．Timed up and go test（TUG）は全体で13.7秒と，転倒リスク判別のカットオフに使用される数値と

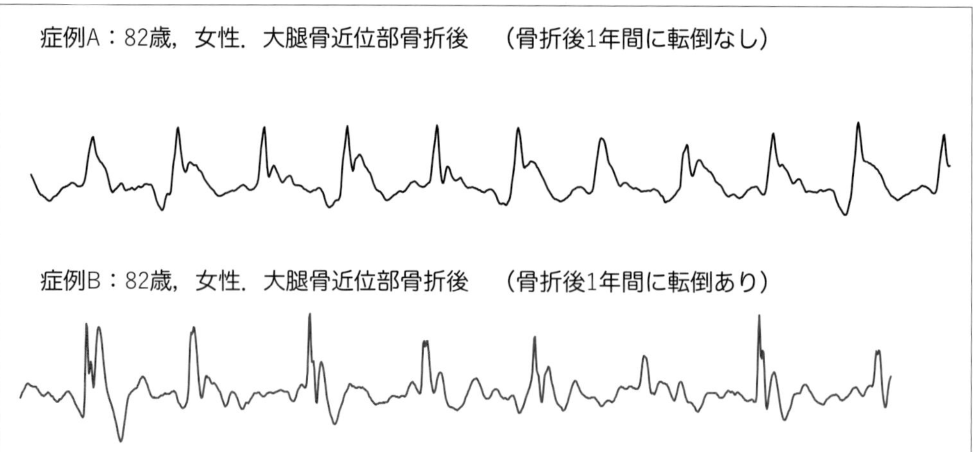

図 1． 大腿骨近位部骨折後患者退院時の歩行加速度の時系列変化
骨折後に再転倒しなかった症例 A の退院時の歩行加速度波形は 1 歩ごとに波形の形も変化が少なく幅も均等で規則性がある．一方で，骨折後に再転倒した症例 B では 1 歩ごとの波形の形が不規則であり幅も不均等であったことから歩容が悪かったことが推察できる．

近かったが，骨折後 1 年間で転倒したグループでは平均15秒程度であった．股関節骨折術後間もない虚弱な高齢者を対象とした研究[11]では，12 か月間の追跡調査において TUG テストのみが将来の転倒再発者と非転倒者を識別することができたとの報告もあり，脆弱性骨折後患者でも移動，バランス機能の評価が実施しやすい方法の 1 つが TUG であろう．また，再転倒の有無で比較した時，開眼片脚立脚時間の平均時間に大きな差があることから，片脚での支持性の評価についても重要な評価項目と考える．

一方で，転倒は歩行時に発生するため，歩容の評価は歩行速度よりも重要かもしれない．大腿骨近位部骨折後患者にて自立歩行が可能となった 20 名をピックアップして退院時の歩行時の加速度変化を加速度センサーで評価し，その波形の時系列変化を解析した[12]．その結果，退院時の歩行加速度の規則性が低いものほど再転倒していた(**図 1**)．慌ただしい臨床業務中，全患者にこのような詳細な分析はできないが，臨床的な歩行観察において歩行時のふらつきや跛行の度合いを確認することは転倒リスク把握のために重要であることの裏付けになる．各種の身体機能検査や歩行観察から得られた結果を統合し，再転倒リスクを低減するためのオーダーメードのリハビリテーションプログラムを指導すること，さらにはパンフレットなどを用いた転倒予防指導を十分に行うことが転倒リスクの軽減につながる．

歩行補助具や履物の評価と介入

歩行補助具の選択はその後の転倒発生に大きく関わると言っても過言ではない．よく使用される一本杖をとっても，アルミなどの金属製品かつ，折りたたみでないものが支持性は高いことから筆者は購入を勧めている(折りたたみや木製で直径の小さいものは支持性が弱い)(**図 2**)．また，極めて多いのが今まで使用していた杖の先のキャップのすり減りである．長年の使用で摩耗し滑りやすくなっていることが多い．これらのチェックと対応は転倒回避のために必要であろう．また，指導のポイントとしては生活場面において歩行補助具を使い分けることである．自立歩行が可能となった

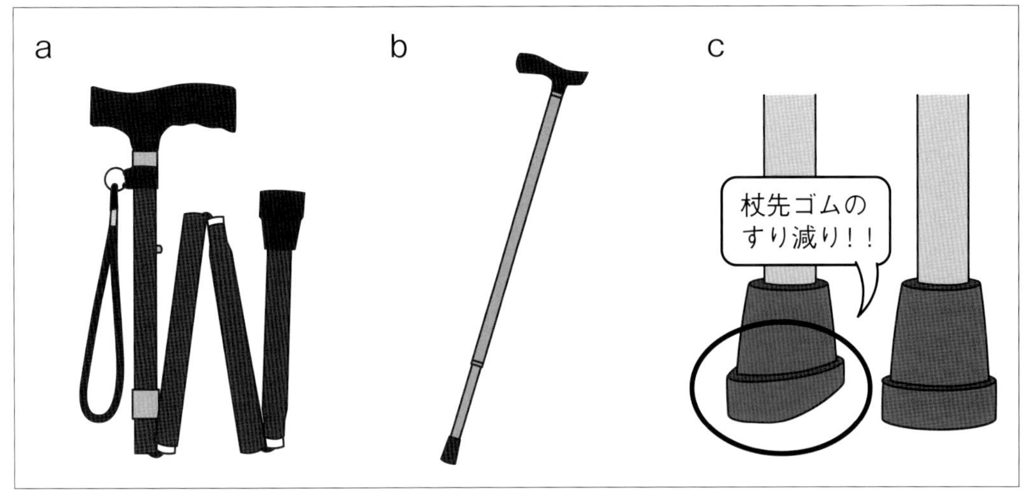

図 2. 杖使用時の注意点
a：折りたたみ式は普段室内で独歩可能な患者であれば，屋外用として持ち運ぶのは便利だが，支持性は弱い．
b：歩行に不安がある患者，室内でも杖が必要な場合は金属製で直径が大きく，折りたたみ式でないものを選ぶ．
c：長年，杖を使用していた場合，杖先のゴムがすり減っている場合があり，滑りやすく危険であるため交換が必要である．

患者でも外出時には杖を使用することや，室内で杖や手すりが必要な症例では，外出時はシルバーカーなどを使用するなどの指導が重要である．

退院前の家屋評価と介入のポイント

病院のリハビリテーション中では身の回りが自立移動できていても，実際に帰宅してみると動けない場合もある．また，その逆で自宅の環境では慣れているために移動が容易なケースもあるため，事前の家屋調査が可能な場合は患者同伴のもと実施することが望ましい．筆者が家屋調査で最も重要と考えていることは，患者の自宅内での動線をよく確認することである．例えば庭で洗濯物を干すことや，裏の勝手口をよく使うなど患者の動線上に転倒リスクがあることが多い．まず動線上に再転倒の元になる環境がないかを抽出することが必要である．そのうえで玄関，トイレ，浴室などの基本的な生活を行うスペースの評価と転倒予防のための環境調整を行う(**図 3**)[13]．

退院後の運動療法

大腿骨近位部骨折後の運動療法による移動能力改善の効果についてのシステマティックレビュー[14]では，退院後すぐに12週間の集中的なトレーニングと自宅での物理療法プログラムを行ったグループでは運動機能の改善が見られた．一方，骨折後7か月目に開始したグループでは身体機能に有意な改善が見られなかった．また，大腿骨近位部骨折後患者の運動療法の種類としてバランストレーニングを取り入れることで日常生活動作自立度，身体能力，下肢筋力，歩行能力の改善につながった報告がある[15]．脆弱性骨折後患者においては退院後も継続した運動療法が機能改善のために必要であるが，高負荷運動は骨折後の高齢者にとって困難であることから，低負荷，高頻度で行える軽めの運動を処方することが重要である(**図 4**)．

おわりに

転倒は身体機能の低下のみで起こるのではなく，環境，履物，歩行補助具の不適切使用などの外的要因も重なって生じる．まずは脆弱性骨折患者1人1人の転倒歴についてよく聴取し，どこにその患者の転倒リスクがあるのかを十分に評価すること，評価に基づいたオーダーメードのリハビリテーションをもって介入することが転倒リスク

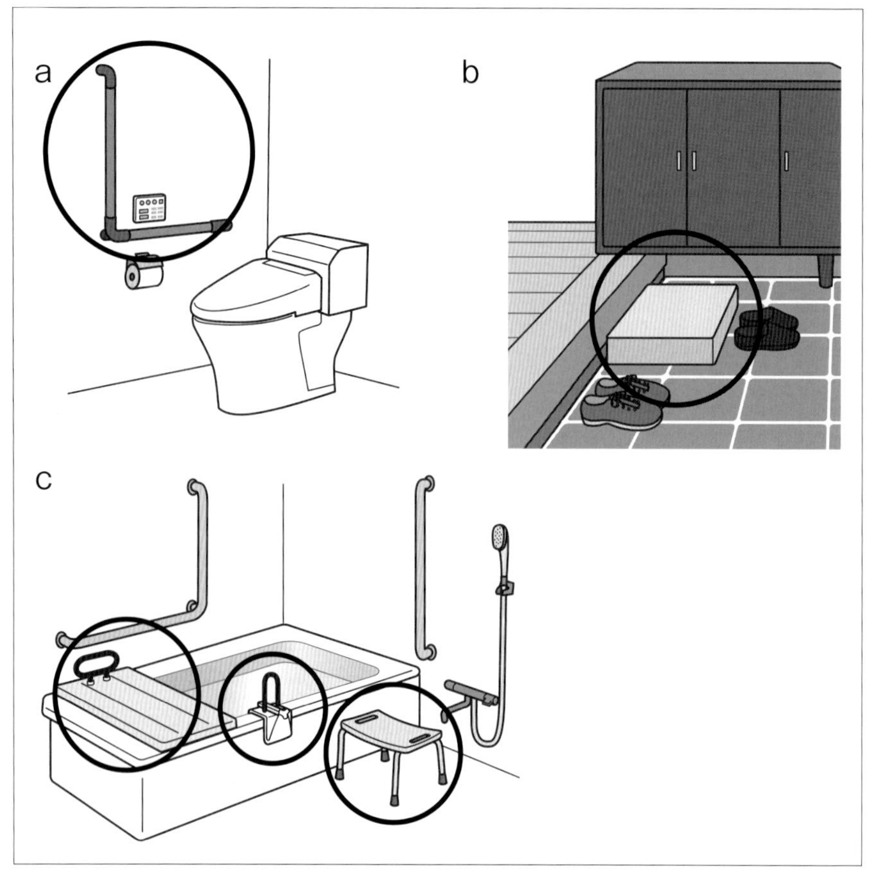

図 3. 自宅での再転倒予防のための環境調整

a：トイレの手すり：立ち上がりが困難な場合は側面にL字の手すりを設置する．
b：玄関上がりかまちの段差解消：段差解消のための台を設置する．また靴の着脱をしやすいように椅子を設置するなどの工夫が必要である．
c：浴室の工夫：手すりが設置できない場合もあるため，シャワー椅子，浴槽に設置する手すり，着座できる台などの設置を検討する．

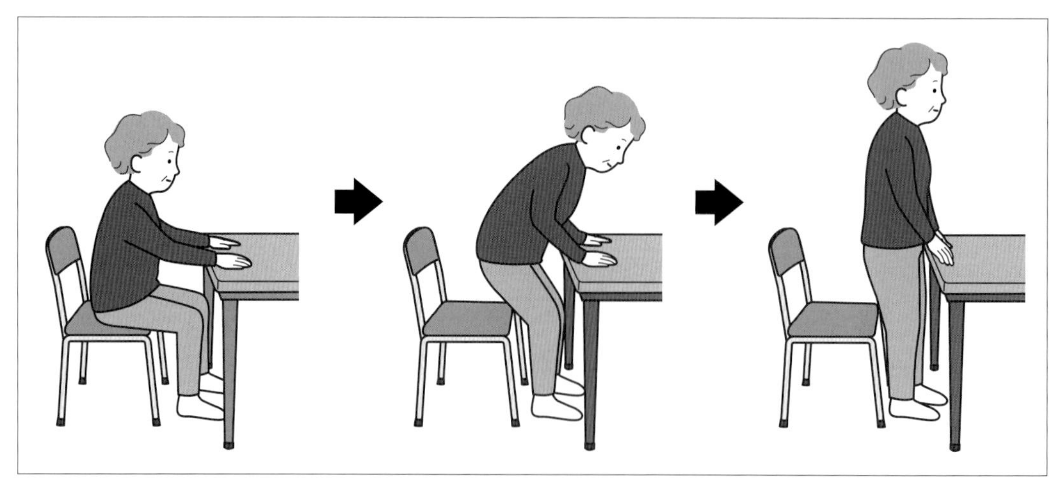

図 4. 立ち上がり繰り返し運動

両手をテーブルについて，重心を徐々に前方に持っていき，息を吐きながらゆっくり立ち上がる．立位後に深呼吸をし，息を吐きながらゆっくり尻餅をつかないように着座する．10 回程度を目処に繰り返し行い，痛みや能力に合わせてセット数を増減する．

の軽減につながる．転倒予防介入の実践は評価にあると言っても過言ではない．

利益相反

なし

文　献

1）FitzGerald G, et al：Differing risk profiles for individual fracture sites：evidence from the Global Longitudinal Study of Osteoporosis in Women(GLOW). *J Bone Miner Res*, **27**：1907-1915, 2012.
2）Hagino H, et al：Sequential change in quality of life for patients with incident clinical fractures：a prospective study. *Osteoporos Int*, **20**：695-702, 2009.
3）van Helden S, et al：Risk of falling in patients with a recent fracture. *BMC Musculoskelet Disord*, **8**：55, 2007.
4）Yau DT, et al：Knee muscle strength and visual acuity are the most important modifiable predictors of falls in patients after hip fracture surgery：a prospective study. *Calcif Tissue Int*, **92**：287-295, 2013.
5）Matsumoto H, et al：Accelerometry-based gait analysis predicts falls among patients with a recent fracture who are ambulatory：a 1-year prospective study. *Int J Rehabil Res*, **38**：131-136, 2015.
Summary　退院時に歩行が不安定な脆弱性患者ほどその後 1 年間で再転倒していた．
6）松本浩実：地域在住高齢者の転倒・骨折予防．*MB Med Reha*, **270**：44-50, 2022.
7）Dewan N, et al：Risk factors predicting subsequent falls and osteoporotic fractures at 4 years after distal radius fracture-a prospective cohort study. *Arch Osteoporos*, **13**：32, 2018.
8）日本版 二次骨折予防のための骨折リエゾンサービス(FLS)クリニカルスタンダード，〔http://www.josteo.com/ja/news/doc/200518_3.pdf〕
9）Matsumoto H, et al：Sarcopenia is a risk factor for falling in independently living Japanese older adults：A 2-year prospective cohort study of the GAINA study. *Geriatr Gerontol Int*, **17**：2124-2130, 2017.
Summary　一般高齢者における 2 年間の前向き調査ではサルコペニアは転倒危険因子であった．
10）松本浩実ほか：ロコモティブシンドロームの重症度と転倒，低骨密度及びサルコペニアの関連性について．理学療法学，**43**(1)：38-46，2016.
11）Bizzoca D, et al：Gait analysis in the postoperative assessment of intertrochanteric femur fractures. *J Biol Regul Homeost Agents*, **34**：345-351, 2020.
12）松本浩実，萩野　浩：大腿骨近位部骨折後患者における歩行加速度分析の退院後転倒発生リスク評価としての有用性について．第 37 回　中国四国リハビリテーション研究会抄録，2013.
13）中村浩輔ほか：退院前訪問指導における理学療法士の役割―高齢骨折患者の場合．理学療法，**36**：349-355，2019.
14）Handoll HH, et al：Interventions for improving mobility after hip fracture surgery in adults. *Cochrane Database Syst Rev*, **16**：CD001704, 2011.
15）Chen X, et al：Balance training can enhance hip fracture patients' independence in activities of daily living：A meta-analysis of randomized controlled trials. *Medicine(Baltimore)*, **99**：e19641, 2020.

MB Med Reha **No.295**：**64-69**, 2023

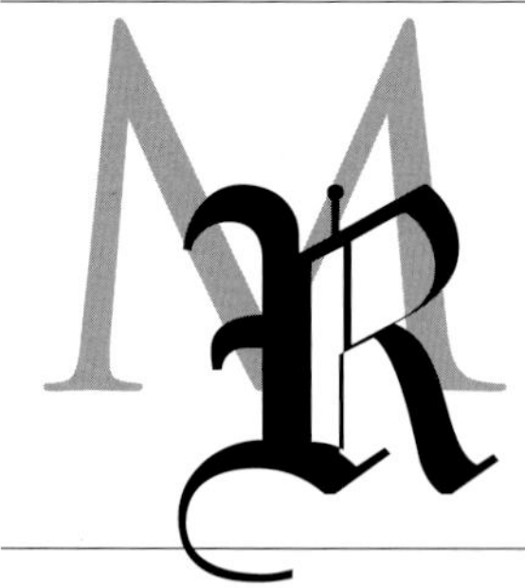

特集／ここまでやろう！大腿骨近位部骨折の包括的リハビリテーションアプローチ

二次性骨折予防継続管理料算定に向けた地域連携の工夫

山本智章*

Abstract　令和４年度の診療報酬改定で大腿骨近位部骨折に対する二次性骨折予防に係る評価が新設され，本骨折を発症し手術を受けた患者に対して術後早期に骨粗鬆症の評価や薬剤治療を開始し，退院後も地域の医療機関が連携して治療継続することがすべての医療機関に求められている．本骨折患者の経過から診療科を超えた多職種連携や密な地域連携が必要であり，急性期病院を中心とした新たな連携の構築や，医師会など地域医療のネットワークを活用して患者の継続管理を普及するための工夫が必要である．

Key words　二次性骨折予防継続管理料(medical fee for the management of secondary fracture)，骨折リエゾンサービス(fracture liaison service；FLS)，大腿骨近位部骨折(hip fracture)，地域連携(regional medical cooperation)

はじめに

令和４年度の診療報酬改定で大腿骨近位部骨折に対する二次性骨折予防に係る評価が新設され，本骨折患者の診療体制に大きな変化がもたらされた．大腿骨近位部骨折を発症し手術を受けた患者に対して術後早期に骨粗鬆症の評価や薬剤治療を開始し，退院後も地域の医療機関が連携して治療継続することで診療報酬加算が設定され二次性骨折予防を目的にした骨折後の継続的患者管理の概念が示された．本稿では継続管理料の内容と背景，さらに算定するための手順や工夫について紹介する．

大腿骨近位部骨折の二次性骨折予防の背景

大腿骨近位部骨折は高齢者の骨折の代表的疾患としてこれまで増加の一途をたどってきた[1]．患者数の増加とともに骨折後に歩行能力の低下のみならず，ADLが自立できず要介護状態に陥る場合や施設入所が必要になる患者が多いことが報告されている[2]．また生命予後にも影響しており，1年後の死亡率は10～20%との報告がある[3)4]．

骨折の連鎖はADLの低下をさらに進行させるため，二次性骨折予防は最優先で取り組むべき医療の課題の１つであったが，これまで骨折治療後の骨粗鬆症治療が行われていないことが指摘されてきた[5]．この問題に対して英国で導入された骨折リエゾンサービス(fracture liaison service；FLS)は，新たな医療システムとしてその効果が報告された[6]．また2012年に国際骨粗鬆症財団(International Osteoporosis Foundation；IOF)が「Capture the Fracture global campaign」を提唱し，病院ごとの二次性骨折予防の実践状況を国際基準で評価する施設レベルの認証制度が開始された[7]．2023年7月現在，日本において約70施設が認証を受けてIOFホームページの世界地図上に示されている(**図1**)．

* Noriaki YAMAMOTO，〒950-3304 新潟県新潟市北区木崎761　医療法人愛広会新潟リハビリテーション病院，院長

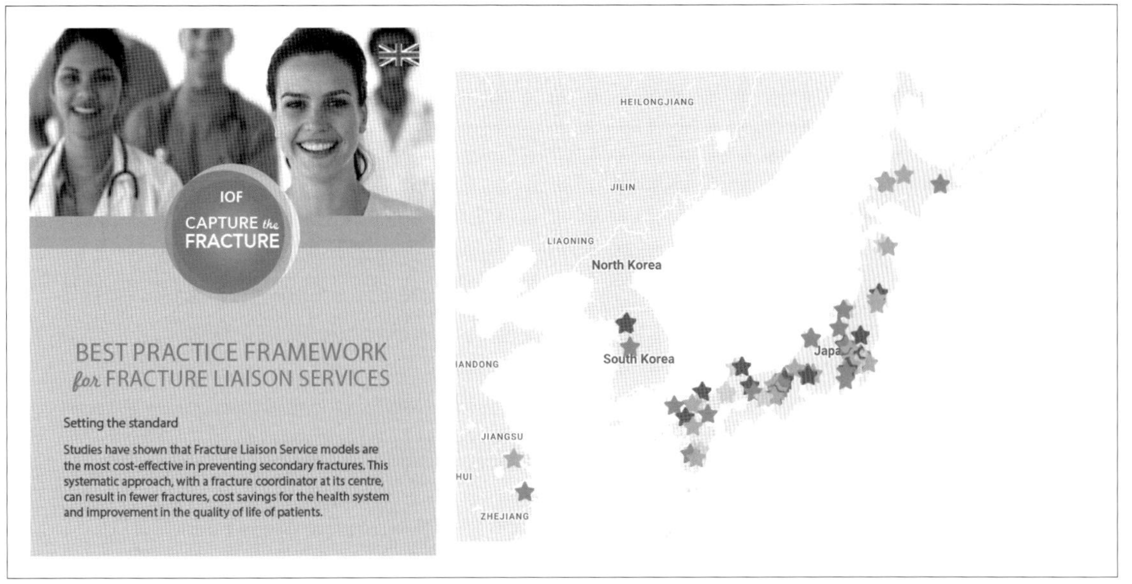

図 1. 国際骨粗鬆症財団「Capture the Fracture」world map

（IOF ホームページより）

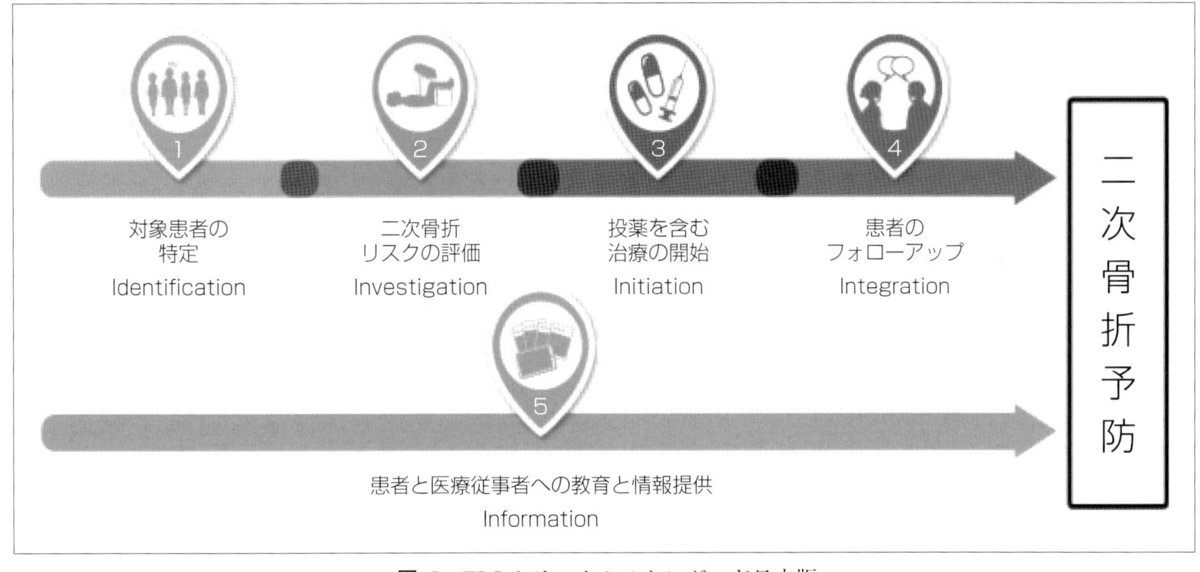

図 2. FLS クリニカルスタンダード日本版

ステージ 1 は患者の特定，2 は二次骨折のリスク評価，3 は投薬を含む治療の開始，4 は患者のフォローアップ．4 つの流れをつなぐための患者と医療従事者への教育と情報提供が必要となり，それぞれは単純なことであってもすべてがつながることが重要である．

（文献 10 より一部改変引用）

大腿骨地域連携パスと FLS クリニカルスタンダード

2006 年から大腿骨地域連携パスが計画管理病院(急性期)と連携病院(回復期)の間で開始され，管理料として診療報酬が算定可能となり，2010 年からは維持期施設との連携が加わった[8]．地域における医療機関の機能分担と効率的な医療提供を目的に全国に広がったが，二次性骨折予防に関しては十分な取り組みは実施されなかった．その実例として全国的な調査でも大腿骨近位部骨折患者の 1 年後の薬剤治療率は 19％と低いことが報告さ

令和４年度診療報酬改定　Ⅳ－６　重症化予防の取組の推進－②

継続的な二次性骨折予防に係る評価の新設

➢ 大腿骨近位部骨折の患者に対して、関係学会のガイドラインに沿って継続的に骨粗鬆症の評価を行い、必要な治療等を実施した場合の評価を新設する。

（新）　二次性骨折予防継続管理料

イ　二次性骨折予防継続管理料１　1,000点　（入院中１回・手術治療を担う一般病棟において算定）

ロ　二次性骨折予防継続管理料２　750点　（入院中１回・リハビリテーション等を担う病棟において算定）

ハ　二次性骨折予防継続管理料３　500点　（１年を限度として月に１回・外来において算定）

［対象患者］

イ：大腿骨近位部骨折を発症し、手術治療を担う保険医療機関の一般病棟に入院している患者であって、骨粗鬆症の有無に関する評価及び必要な治療等を実施したもの

ロ：**イを算定していた患者であって、**リハビリテーション医療等を担う病棟において継続的に骨粗鬆症に関する評価及び治療等を実施したもの

ハ：**イを算定していた患者であって、**外来において継続的に骨粗鬆症に関する評価及び治療等を実施したもの

［算定要件］

1. イについては、別に厚生労働大臣が定める施設基準に適合しているものとして保険医療機関が地方厚生局長等に届け出た病棟に入院している患者であって、大腿骨近位部骨折に対する手術を行ったものに対して、二次性骨折の予防を目的として、骨粗鬆症の計画的な評価及び治療等を行った場合に、当該入院中１回に限り算定する。
2. ロについては、別に厚生労働大臣が定める施設基準に適合しているものとして保険医療機関が地方厚生局長等に届け出た病棟に入院している患者であって、他の保険医療機関においてイを算定したものに対して、継続して骨粗鬆症の計画的な評価及び治療等を行った場合に、当該入院中１回に限り算定する。
3. ハについては、別に厚生労働大臣が定める施設基準に適合しているものとして地方厚生局長等に届け出た保険医療機関において、入院中の患者以外の患者であって、イを算定したものに対して、継続して骨粗鬆症の計画的な評価及び治療等を行った場合に、初回算定日の属する月から起算して１年を限度として、月１回に限り算定する。
4. イについては、関係学会より示されている「骨折リエゾンサービス（FLS）クリニカルスタンダード」及び「骨粗鬆症の予防と治療ガイドライン」に沿った適切な評価及び治療等が実施された場合に算定する。
5. ロ及びハについては、関係学会より示されている「骨折リエゾンサービス（FLS）クリニカルスタンダード」及び「骨粗鬆症の予防と治療ガイドライン」に沿った適切な評価及び骨粗鬆症の治療効果の判定等、必要な治療を継続して実施した場合に算定する。
6. 診療に当たっては、骨量測定、骨代謝マーカー、脊椎エックス線写真等による必要な評価を行うこと。

［施設基準］

1. 骨粗鬆症の診療を行うにつき十分な体制が整備されていること。
2. 当該体制において、骨粗鬆症の診療を担当する医師、看護師及び薬剤師が適切に配置されていること。なお、薬剤師については、当該保険医療機関内に常勤の薬剤師が配置されていない場合に限り、地域の保険医療機関等と連携し、診療を行う体制が整備されていることで差し支えない。
3. イの施設基準に係る病棟については、急性期一般入院基本料、地域一般入院基本料又は７対１入院基本料若しくは10対１入院基本料（特定機能病院入院基本料（一般病棟に限る。）又は専門病院入院基本料に限る。）に係る届出を行っている保険医療機関の病棟であること。
4. ロの施設基準に係る病棟ついては、地域包括ケア病棟入院料、地域包括ケア病棟入院医療管理料又は回復期リハビリテーション病棟入院料に係る届出を行っている保険医療機関の病棟であること。

図 3. 令和 4 年度診療報酬改定にて新設された二次性骨折予防継続管理料
2022 年 3 月に正式に通達された文書では継続管理料という言葉が示すように急性期の管理料 1，回復期の管理料 2，外来における管理料 3 とクリニカルスタンダードに則った流れで評価されることが決定された．
（厚生労働省 HP より）

れている[9]．

2019 年，日本脆弱性骨折ネットワークと日本骨粗鬆症学会が「FLS クリニカルスタンダード」を策定し公開した(**図 2**)[10]．FLS クリニカルスタンダードは日本整形外科学会，日本骨折治療学会，日本転倒予防学会，日本老年医学会など関連学会の支持が得られたことで FLS の意義や重要性が医療政策側に認識される契機になった[11]．

二次性骨折予防継続管理料

令和 4 年度の診療報酬改定において大腿骨近位部骨折術後患者に対して「二次性骨折予防継続管理料」が新設された．管理料加算はイ，ロ，ハに分類され，イは大腿骨近位部骨折患者に対して急性期病院で術後直ちに骨粗鬆症評価と薬剤治療を実施することで管理料 1(1,000 点)，ロは回復期病院に転院して治療を継続した場合に管理料 2(750 点)，ハはさらに外来診療において治療の継続を行うことで月 1 回 1 年間の管理料 3(500 点)が算定可能である(**図 3**)．これらの診療は関連学会のガイドラインおよび FLS クリニカルスタンダードに沿った診療が必要とされている[12]．継続管理とはイの施設が管理料 1 を算定することが大前提で，イからロ，ハへと連携した診療体制が求められており，診療を担当する医師，看護師，薬剤師の配置と院内の教育研修体制を地方厚生局に届け出をする必要がある．また今回の改定では大腿骨近位部骨折の早期手術に対する加算も新たに新設され，二次性骨折予防を同時に実施することが明記された．急性期の迅速かつ安全な手術対応と術

表 1. 厚生局への全国届け出状況(2023年7月末現在)

届け出内容	届け出医療機関数
緊急整復固定加算及び緊急挿入加算	573
二次性骨折予防継続管理料 1	1,841
二次性骨折予防継続管理料 2	1,541
二次性骨折予防継続管理料 3	4,333

(厚生局ホームページより)

後の再発予防をセットで実施することが加算の要件となるため，急性期病院を中心とした医療連携体制が求められている．2023年7月末現在，緊急整復固定・緊急挿入加算の届け出施設は全国で約550病院，管理料1を算定する病院は約1,850病院となっている(**表1**)．これまで手術治療に重点を置き，骨粗鬆症治療に関心が低かった医療機関および整形外科医師が二次性骨折予防を積極的に取り組み始めている．

診療報酬改定のための工夫

二次性骨折予防の実施では地域において急性期病院，回復期病院，診療所のそれぞれが連携して継続的な患者管理が求められている．地域において複数の医療機関が診療科を越えて取り組む疾患については医師会からの情報発信が有効である．新潟市では医師会から「二次性骨折予防継続管理料についてのお知らせ」をすべての医療機関に通知し，厚生局への届け出書類についての解説を送付した．また，施設基準に求められている院内研修会についてウェブ研修会を開催し，動画にて必要な医療機関には無料で提供している．診療科を越えて医療機関に改定の意義と内容の理解を進めて可能な限り届け出のハードルを下げることで申請を促している．

新潟リハビリテーション病院では大腿骨近位部骨折患者が入院中に管理料1または2を算定した場合に退院後のフォロー医療機関の届け出の有無を確認し，地域連携室を通じて診療報酬改定の詳細について情報提供を行っている．さらに管理料1，2，3の算定状況を共有するために管理料算定連絡票を作成し，地域での共通ツールとして役立てている(**図4**)．医師会を介することで二次性骨折予防の情報が広く伝わることが期待される．管理料算定のスキームは個々の急性期病院を中心とした患者追跡の地域でのコミュニティーを構築することで治療の継続が実現する．新潟県で2015年から開始した骨粗鬆症サポーター認定制度は脆弱性骨折や骨粗鬆症診療に関わる医療機関や介護施設のスタッフ教育に大きな役割を果たしている[13]．二次性骨折予防はそれぞれの地域での医療資源や社会背景に応じた地域連携構築が望ましい．

まとめ

世界一の長寿国である日本において様々な保険医療政策が行われ，世界各国の注目度も高い．二次性骨折予防に対する新たな政策は，脆弱性骨折の重要性が医療関係者のみならず地域にも周知され取り組みが普及していくことが考えられる．ガイドラインやクリニカルスタンダードが示す二次性骨折予防は本来しなければならなかったことに対して国が政策的に後押ししてくれたと言える．私たち医療従事者は多職種連携および地域連携を充実させて継続的に患者を管理することが求められている．

文　献

1) 宮坂　大ほか：骨粗鬆症性骨折の疫学—大腿骨近位部骨折は増えているか．日整会誌，**86**(2)：S79,

二次性骨折予防継続管理料算定連絡票

令和 4 年度の診療報酬改定にて大腿骨近位部骨折を発症し、手術治療を行った
患者に対する二次性骨折予防継続管理料 1，2，3 が算定可能になりました。
下記に従って治療継続をお願いいたします。（＊事前の届け出が必要です）

患者名＿＿＿＿＿＿＿＿＿＿　生年月日＿＿＿年＿＿月＿＿日

【診断名】□大腿骨頸部骨折
□大腿骨転子部骨折
□大腿骨転子下骨折

【手術日】令和＿＿＿年＿＿月＿＿日
□骨接合術
□人工骨頭挿入術
□人工股関節置換術

【検　査】　骨密度検査　□済（　　月　　日実施）　□未
血液検査　□済（　　月　　日実施）　□未
└→内、骨代謝マーカー　□済　□未

【治療薬】＿＿＿＿＿＿＿＿＿＿＿＿＿＿＿＿

二次性骨折予防継続管理料の算定について

（イ）＿＿＿＿＿＿＿＿＿＿病院にて＿＿＿年＿＿月に
二次性骨折予防継続管理料 1 を算定しました。

（ロ）＿＿＿＿＿＿＿＿＿＿病院にて＿＿＿年＿＿月に
二次性骨折予防継続管理料 2 を算定しました。

（ハ）二次性骨折予防継続管理料 3

□　当院外来初回算定日＿＿＿年＿＿月＿＿日
貴院にて＿＿＿年＿＿月～＿＿＿年＿＿月まで月 1 回の算定が可能です。

□　当院外来での算定無し
貴院受診後、1 年間、月 1 回の算定が可能です。

貴院での骨粗鬆症治療につきまして継続していただきますようお願い申し上げます。
-----連絡事項---

図 4.
二次性骨折予防継続管理料算定連絡票
継続管理料についての情報文書と，管理料算定連絡票を同封する．
管理料の算定情報を伝達する方法として，当院ではこのような連絡票を用いることで紹介先の医療機関と情報共有ができ，スムーズな算定につなげている．

2012.

2）Fukui N, et al：Predictors for ambulatory ability and the change in ADL after hip fracture in patients with different levels of mobility before injury：a 1-year prospective cohort study. *J Orthop Trauma*, **26**：163-171, 2012.

3）Sakamoto K, et al：Report on the Japanese Orthpaedic Association's 3-year project observing hip fractures at fixed-point hospitals. *J Ortho Sci*, **11**：127-134, 2006.

4）Muraki S, et al：Factors associated with mortality following hip fracture in Japan. *J Bone Miner Metab*, **24**：100-104, 2006.

5）Bahl S, et al：The management of osteoporosis following hip fracture：have we improved our care? *Osteoporos Int*, **14**：884-888, 2003.

6）McLellan AR, et al：The fracture liaison service：success of a program for the evaluation and management of patients with osteoporotic fracture. *Osteoporos Int*, **14**：1028-1034, 2003.
Summary 英国で開始されたFLSは二次性骨折予防のための医療サービスあり，その有効性が示されて世界に拡大しつつある．

7）Akesson K, et al：IOF Fracture Working Group. Capture the Fracture：a Best Practice Framework and global campaign to break the fragility fracture cycle. *Osteoporos Int*, **24**：2135-2152, 2013.

8）野村一俊：大腿骨近位部骨折：地域連携パスを用いての連携した治療，リハビリテーションと介

護．遠藤直人編，骨粗鬆症のトータルマネジメント，237-244，中山書店，2010．

9）Hagino H, et al：The risk of a second hip fracture in patients after their first hip fracture. *Calcif Tissue Int*, **90**：14-21, 2012.

10）一般社団法人日本骨粗鬆症学会，NPO 法人日本脆弱性骨折ネットワーク，FLS クリニカルスタンダード作成ワーキンググループ：日本版 二次骨折予防のための骨折リエゾンサービス（FLS）クリニカルスタンダード，医薬情報ネット，2019．〔https://www.flscollege.jp/orientation/clinical_standard.html〕

11）山本智章：Fracture liaison service（FLS）クリニカルスタンダードの概要．整・災外，**62**：1609-1612，2019．

Summary FLSの意義と行動指針を明確に記述したクリニカルスタンダード．多くの関連学会および団体から承認され，診療報酬改定の根拠にもなった．

12）日本整形外科学会診療ガイドライン委員会，大腿骨頚部／転子部骨折診療ガイドライン策定委員会編，大腿骨頚部／転子部骨折診療ガイドライン2021 改訂第 3 版，南江堂，2021．

13）山本智章ほか：骨粗鬆症リエゾンサービス普及のための新潟県における骨粗鬆症サポーター制度の構築とその方向性．*Prog Med*, **38**：15-17，2018．

Summary リエゾンサービスの普及のため高齢者に関わる医療，介護従事者に対する新潟県骨粗鬆症サポーター制度を構築した．地域におけるスタッフの教育，スキルアップに有効である．

FAXによる注文・住所変更届け

改定：2015年1月

毎度ご購読いただきましてありがとうございます.

読者の皆様方に小社の本をより確実にお届けさせていただくために，FAXでのご注文・住所変更届けを受けつけております．この機会に是非ご利用ください.

◇ご利用方法

FAX専用注文書･住所変更届けは，そのまま切り離してFAX用紙としてご利用ください．また，注文の場合手続き終了後，ご購入商品と郵便振替用紙を同封してお送りいたします．**代金が5,000円をこえる場合，代金引換便とさせて頂きます**．その他，申し込み・変更届けの方法は電話，郵便はがきも同様です.

◇代金引換について

本の代金が5,000円をこえる場合，代金引換とさせて頂きます．配達員が商品をお届けした際に，現金またはクレジットカード･デビットカードにて代金を配達員にお支払い下さい(本の代金＋消費税＋送料)．(※年間定期購読と同時に5,000円をこえるご注文を頂いた場合は代金引換とはなりません．郵便振替用紙を同封して発送いたします．代金後払いという形になります．送料は定期購読を含むご注文の場合は頂きません)

◇年間定期購読のお申し込みについて

年間定期購読は，1年分を前金で頂いておりますため，代金引換とはなりません．郵便振替用紙を本と同封または別送いたします．送料無料，また何月号からでもお申込み頂けます.

毎年末，次年度定期購読のご案内をお送りいたしますので，定期購読更新のお手間が非常に少なく済みます.

◇住所変更届けについて

年間購読をお申し込みされております方は，その期間中お届け先が変更します際，必ずご連絡下さいますようよろしくお願い致します.

◇取消，変更について

取消，変更につきましては，お早めにFAX，お電話でお知らせ下さい.

返品は，原則として受けつけておりませんが，返品の場合の郵送料はお客様負担とさせていただきます．その際は必ず小社へご連絡ください.

◇ご送本について

ご送本につきましては，ご注文がありましてから約1週間前後とみていただきたいと思います．お急ぎの方は，ご注文の際にその旨をご記入ください．至急送らせていただきます．2～3日でお手元に届くように手配いたします.

◇個人情報の利用目的

お客様から収集させていただいた個人情報，ご注文情報は本サービスを提供する目的(本の発送，ご注文内容の確認，問い合わせに対しての回答等)以外には利用することはございません.

その他，ご不明な点は小社までご連絡ください.

株式会社 全日本病院出版会
〒113-0033 東京都文京区本郷3-16-4-7F
電話03(5689)5989　FAX03(5689)8030　郵便振替口座00160-9-58753

FAX 専用注文書

5,000 円以上代金引換

ご購入される書籍・雑誌名に○印と冊数をご記入ください

○	書　籍　名	定価	冊数
	睡眠環境学入門	¥3,850	
	AKO 手術における私の工夫［Web 動画付き］	¥7,480	
	健康・医療・福祉のための睡眠検定ハンドブック up to date	¥4,950	
	輝生会がおくる！リハビリテーションチーム研修テキスト	¥3,850	
	ポケット判　主訴から引く足のプライマリケアマニュアル	¥6,380	
	まず知っておきたい！がん治療のお金，医療サービス事典	¥2,200	
	カラーアトラス　爪の診療実践ガイド　改訂第 2 版	¥7,920	
	明日の足診療シリーズ I 足の変性疾患・後天性変形の診かた	¥9,350	
	運動器臨床解剖学―チーム秋田の「メゾ解剖学」基本講座―	¥5,940	
	ストレスチェック時代の睡眠・生活リズム改善実践マニュアル	¥3,630	
	超実践！がん患者に必要な口腔ケア	¥4,290	
	足関節ねんざ症候群―足くびのねんざを正しく理解する書―	¥5,500	
	読めばわかる！臨床不眠治療―睡眠専門医が伝授する不眠の知識―	¥3,300	
	骨折治療基本手技アトラス―押さえておきたい 10 のプロジェクト―	¥16,500	
	足育学　外来でみるフットケア・フットヘルスウェア	¥7,700	
	四季を楽しむビジュアル嚥下食レシピ	¥3,960	
	病院と在宅をつなぐ 脳神経内科の摂食嚥下障害―病態理解と専門職の視点―	¥4,950	
	睡眠からみた認知症診療ハンドブック―早期診断と多角的治療アプローチ―	¥3,850	
	肘実践講座　よくわかる野球肘　肘の内側部障害―病態と対応―	¥9,350	
	医療・看護・介護で役立つ嚥下治療エッセンスノート	¥3,630	
	こどものスポーツ外来―親もナットク！このケア・この説明―	¥7,040	
	野球ヒジ診療ハンドブック―肘の診断から治療，検診まで―	¥3,960	
	見逃さない！骨・軟部腫瘍外科画像アトラス	¥6,600	
	肘実践講座 よくわかる野球肘　離断性骨軟骨炎	¥8,250	
	これでわかる！スポーツ損傷超音波診断 肩・肘＋α	¥5,060	
	達人が教える外傷骨折治療	¥8,800	

バックナンバー申込（※ 特集タイトルはバックナンバー 一覧をご参照ください）

❀メディカルリハビリテーション（No）

No_______　No_______　No_______　No_______　No_______

No_______　No_______　No_______　No_______　No_______

※オルソペディクス（Vol/No）

Vol/No_____　Vol/No_____　Vol/No_____　Vol/No_____　Vol/No_____

年間定期購読申込

❀メディカルリハビリテーション　No.　から

※オルソペディクス　Vol.　No.　から

TEL：　（　　）	FAX：　（　　）

ご住所	〒			
フリガナ		要捺印	診療科目	
お名前				

FAX 03-5689-8030 全日本病院出版会行

FAX 03-5689-8030
全日本病院出版会行

年　　月　　日

住所変更届け

お　名　前	フリガナ
お客様番号	毎回お送りしています封筒のお名前の右上に印字されております8ケタの番号をご記入下さい。
新お届け先	〒　　　都 道 府 県
新電話番号	（　　　）
変更日付	年　　月　　日より　｜　　月号より
旧お届け先	〒

※ 年間購読を注文されております雑誌・書籍名に✓を付けて下さい。

- □ Monthly Book Orthopaedics（月刊誌）
- □ Monthly Book Derma.（月刊誌）
- □ Monthly Book Medical Rehabilitation（月刊誌）
- □ Monthly Book ENTONI（月刊誌）
- □ PEPARS（月刊誌）
- □ Monthly Book OCULISTA（月刊誌）

FAX 03-5689-8030
全日本病院出版会行

MEDICAL REHABILITATION

バックナンバー一覧

2020 年

No. 247　緩和ケアと QOL
　—リハビリテーション医療現場でどうアプローチするか—
　編集／宮田知恵子
No. 248　パーキンソニズムのリハビリテーション診療
　編集／野﨑園子
No. 249　高齢者脊椎疾患リハビリテーションアプローチ
　編集／髙木理彰
No. 250　回復期で知っておきたい！ここが分かれ道!! 症状から引く検査値と画像　増刊号
　編集／川手信行（増刊号／5,500 円）
No. 251　今こそ底上げ！回復期リハビリテーション病棟におけるリスク管理
　編集／宮越浩一
No. 252　リハビリテーション科医が知っておきたい「お口」の知識
　編集／弘中祥司
No. 253　障害者の健康増進アプローチ
　編集／緒方　徹
No. 254　足のリハビリテーション診療パーフェクトガイド　増大号
　編集／和田郁雄（増大号／4,400 円）
No. 255　併存疾患をもつ高齢者の骨折のリハビリテーションのコツ
　編集／大串　幹
No. 256　ロボットリハビリテーション最前線
　編集／大高洋平

2021 年

No. 257　リハビリテーション診療の現場で悩む呼吸トラブル対策
　編集／宮川哲夫
No. 258　膝関節リハビリテーション診療マニュアル
　編集／津田英一
No. 259　次の一手！摂食嚥下障害訓練に困ったときのワザ
　編集／清水充子
No. 260　脳卒中患者の社会復帰を支える
　編集／豊田章宏
No. 261　痙縮の治療戦略
　編集／柴田　徹
No. 262　超実践！心臓リハビリテーション治療
　—初心者からエキスパートまで—
　編集／青柳陽一郎
No. 263　障害児の移動能力を考える
　編集／小﨑慶介
No. 264　脳血管障害の診断・治療の進歩とリハビリテーション診療
　編集／藤原俊之
No. 265　病識低下に対するリハビリテーションアプローチ
　編集／渡邉　修
No. 266　胸部外科手術の進歩と術前術後のリハビリテーション診療
　編集／小山照幸
No. 267　実践！在宅摂食嚥下リハビリテーション診療　増刊号
　編集／菊谷　武（増刊号／5,500 円）
No. 268　コロナ禍での生活期リハビリテーション—経験と学び—
　編集／宮田昌司・岡野英樹
No. 269　種目別スポーツ　リハビリテーション診療
　—医師の考え方・セラピストのアプローチ—　増大号
　編集／池田　浩（増大号／4,400 円）

2022 年

No. 270　「骨」から考えるリハビリテーション診療
　—骨粗鬆症・脆弱性骨折—
　編集／萩野　浩
No. 271　リハビリテーション現場で知っておきたい高齢者の皮膚トラブル対応の知識
　編集／紺家千津子
No. 272　大規模災害下でのリハビリテーション支援を考える
　編集／冨岡正雄
No. 273　認知症の人の生活を考える—患者・家族の QOL のために—
　編集／繁田雅弘・竹原　敦
No. 274　超高齢社会に備えたサルコペニア・フレイル対策
　—2025 年を目前として—
　編集／近藤和泉
No. 275　女性とウィメンズヘルスとリハビリテーション医療
　編集／浅見豊子
No. 276　回復期リハビリテーション病棟における疾患・障害管理のコツ Q&A—困ること，対処法—　増刊号
　編集／岡本隆嗣（増刊号／5,500 円）
No. 277　AYA 世代のがんへのリハビリテーション医療
　編集／辻　哲也
No. 278　リハビリテーション診療に使える ICT 活用術
　—これからリハビリテーション診療はこう変わる！—
　編集／藤原俊之
No. 279　必須！在宅摂食嚥下リハビリテーションの知識
　編集／福村直毅
No. 280　運動器の新しい治療法とリハビリテーション診療　増大号
　編集／平泉　裕（増大号／4,400 円）
No. 281　訪問リハビリテーションで使える困ったときの対処法
　編集／和田真一
No. 282　脳血管障害の片麻痺患者へのリハビリテーション治療マニュアル
　編集／安保雅博

2023 年

No. 283　骨脆弱性とリハビリテーション診療
　—脆弱性骨折からがんの転移まで—
　編集／宮腰尚久
No. 284　最期まで家で過ごしたい—在宅終末期がん治療・ケアにおいてリハビリテーション医療ができること—
　編集／大森まいこ
No. 285　脳心血管病　予防と治療戦略
　編集／上月正博
No. 286　在宅でみる呼吸器疾患のリハビリテーション診療
　編集／海老原　覚
No. 287　高次脳機能障害と向き合う—子どもから高齢者まで—
　編集／橋本圭司
No. 288　関節リウマチのリハビリテーション診療 update
　編集／松下　功
No. 289　リハビリテーション診療に必要な動作解析　増刊号
　編集／宮野佐年（増刊号／5,500 円）
No. 290　コロナ禍の経験から得た感染症対策
　編集／宮越浩一
No. 291　嚥下内視鏡検査（VE）　治療・訓練に役立つ Tips
　—担当分野ごとのポイントを把握しよう！—
　編集／太田喜久夫
No. 292　知っておくべき！治療用装具・更生用補装具の知識の整理
　編集／菊地尚久
No. 293　リハビリテーション医療の現場で役立つくすりの知識　増大号
　編集／倉田なおみ（増大号／4,400 円）
No. 294　腎臓疾患・透析患者のリハビリテーション診療
　編集／武居光雄

各号定価 2,750 円(本体 2,500 円＋税)．(増刊･増大号を除く)
在庫僅少品もございます．品切の場合はご容赦ください．
(2023 年 11 月現在)

掲載されていないバックナンバーにつきましては，弊社ホームページ（www.zenniti.com）をご覧下さい．

2024 年　年間購読　受付中！
年間購読料　40,150 円（消費税込）（送料弊社負担）
（通常号 11 冊＋増大号 1 冊＋増刊号 1 冊：合計 13 冊）

click
全日本病院出版会　検索

次号予告

知らなかったでは済まされない！
ドレーン・カテーテル・チューブ管理の
基本と注意点

No. 296（2024 年 1 月号）

編集／初台リハビリテーション病院院長
菅原　英和

Monthly Book Medical Rehabilitation　No.295

2023 年 12 月 15 日発行（毎月 1 回 15 日発行）
定価は表紙に表示してあります.
Printed in Japan

発行者　末　定　広　光
発行所　株式会社　**全日本病院出版会**
〒113-0033 東京都文京区本郷 3 丁目 16 番 4 号 7 階
電話（03）5689-5989　Fax（03）5689-8030
郵便振替口座 00160-9-58753

印刷・製本　三報社印刷株式会社　電話（03）3637-0005
広告取扱店　**株式会社文京メディカル**　電話（03）3817-8036